Dr. med. Volker Rimkus

EINE STILLE REVOLUTION

verlag mainz

DR. MED. VOLKER RIMKUS

Eine stille Revolution

Die Kraft der Bioidentischen Hormone

Erweitertes Indiaktionsspektrum der Methode Rimkus®
Und wie es dazu kam

verlag mainz
2020

Impressum

1. Auflage 2020

Printed in Germany

Gestaltung, Druck und Vertrieb:
Druck & Verlagshaus Mainz GmbH
Süsterfeldstraße 83
D - 52072 Aachen

www.verlag-mainz.de
www.druckereimainz.de

Abbildungsnachweis (Umschlagsseite)
»*Lotus Samen Leiter*«, https://pixabay.com/de/photos/lotus-lotus-samen-leiter-bl%C3%A4tter-173187/ (Vorderseite); »*Autor*«, Privatarchiv d. Verf. (Rückseite)

ISBN-10: 3-86317-041-5
ISBN-13: 978-3-86317-041-7

Meiner lieben Frau Barbara gewidmet.

Mit Ihr verbinden mich fast 60 Jahre in einer harmonischen Ehe.

Nichts ist mächtiger als eine Methode, deren Zeit gekommen ist.

Victor Hugo, 1802–1885,
französischer Schriftsteller

Inhalt

Vorwort

Wer die von mir geschriebenen Bücher kennt, wird mir bestätigen, dass ich bislang eigentlich immer die Anwendung der Methode Rimkus® in den verschiedenen Stadien der Wechseljahre bei Frauen und Männern thematisiert habe.

Das soll in diesem Buch nun ganz anders sein!

Ich hatte die Idee zu prüfen, ob die humanidentischen Hormone nicht auch bei anderen hormonellen Störungen eingesetzt werden könnten, die mit den Wechseljahren nichts zu tun haben. Und da kamen doch einige Indikationen zusammen, die so ganz anders mit ihren therapeutischen Konzepten in den offiziellen Lehrbüchern stehen.

Im Rahmen der jährlichen Fortbildungsveranstaltungen des Hormon-Netzwerkes, die Herr Dr. Dr. Beck und ich unter dem Dach der AG Biomedizin in zahlreichen Städten im In- und Ausland anbieten, habe ich schon bald einen ganzen Vormittag dem erweiterten Indikationsrahmen meiner Methode gewidmet. Immer wieder wurde ich gefragt, wo man denn den Inhalt dieses mit großem Interesse aufgenommenen Seminars nachlesen könnte.

Ich habe es bislang ganz bewusst vermieden, diese Grenzüberschreitungen in irgendeiner Form schriftlich festzulegen. Die Gründe waren für mich naheliegend.

Zu gut ist mir noch die enttäuschende Aufnahme meiner Forschungsergebnisse seitens unserer universitären Medizin im Gedächtnis. Einen erneut von mir ausgelösten »Shitstorm« aus dieser Richtung wollte ich mir verständlicherweise gern ersparen!

Inzwischen sind aber Jahre vergangen, in denen sich meine Methode stetig von Frau zu Frau, von Mann zu Mann und von Praxis zu Praxis durch die unglaublichen

Erfolge unaufhaltsam verbreitet hat. Dies gilt ebenso für meine Vorschläge, außerhalb der Wechseljahre ein komplementäres Konzept nach den Vorgaben meiner Methode Rimkus® zu versuchen. Und diese Entwicklung geht erfreulicherweise sogar weit über die Grenzen unserer Republik hinaus!

Der Schlüssel für diesen schönen Erfolg mag auch ein Zitat von Victor Hugo sein:

»Nichts ist stärker als eine Idee, deren Zeit gekommen ist.«

Die Zeit scheint also gekommen zu sein, wo nichts mehr die Anwendung körperidentischer Hormone an Stelle der chemisch veränderten Hormonmoleküle aufhalten kann und die »ewig Gestrigen« an den Universitäten immer mehr an Beachtung verlieren.

Und so werde ich also mutig, wie ich bin, die grenzüberschreitenden Indikationen einer Anwendung von humanidentischen Hormonen mit der Methode Rimkus® der medizinischen Öffentlichkeit zur Kenntnis bringen, ohne aber damit den Anspruch zu erheben, dass nun alle Kolleginnen und Kollegen meinen komplementären Vorschlägen auch folgen sollten.

Vorwort von Herrn Dr. Dr. Thomas Beck

Zum Geleit

Liebe Leserin,
lieber Leser,

obwohl die Rimkustherapie® nun schon auf fast vierzig Jahre Erfolgsgeschichte zurück schauen kann, wird sie von manchen Ärzten immer noch als »neu« oder »unbekannt« bezeichnet. Dabei genügt eine einfache Internetrecherche und wir finden bei Google blitzschnell an die 800.000 Hits.

Und das, obwohl es keinen einzigen Professor oder gar einen Lehrstuhl für die human-identischen Hormone gibt, keine Seminare an den medizinischen Hochschulen und Universitäten und obwohl keine Pharmafirma das Verfahren unterstützt – und obwohl alle unsere Seminarteilnehmer die kompletten Ausbildungskosten selber tragen müssen. Offensichtlich scheint doch irgendetwas dran zu sein an dieser »Rimkustherapie®« – an der Behandlung mit natürlichen, human-identischen Hormonen.

Als Dr. Volker Rimkus damals in den 1980er Jahren einen Weg suchte, seinen verzweifelten Patientinnen zu helfen, konnte noch niemand ahnen, welche weltweite Verbreitung seine Entdeckung einmal erfahren würde.

Mittlerweile gibt es kaum ein Land, in dem keine Rimkusärzte tätig sind.

Und wir können mit der Rimkustherapie® viel mehr Beschwerden behandeln, als nur die Wechseljahre: von der Schmerztherapie bis zur Psychotherapie erstreckt sich das therapeutische Spektrum. Davon werden Sie in diesem Buch noch viel mehr erfahren.

Dennoch weigern sich die Krankenkassen noch immer, die Kosten zu übernehmen. Und manche private Versicherung behauptet fälschlicherweise, es handle sich bei den human-identischen Hormonen um »Nahrungsergänzungsmittel«, um sich der Erstattungspflicht zu entziehen. Eigentlich ein Skandal!

Wozu nun aber dieses Buch: »Erweiterte Indikationen«?

Ich befürchte, dass ich daran nicht ganz unschuldig bin. Als Dr. Rimkus und ich selbst 2011 das Hormonnetzwerk gründeten, wollten wir ein Forum zum Austausch für Ärzte und Patienten schaffen. Sehr schnell zeigte sich aber, dass nicht nur von Wechseljahren berichtet wurde. Sondern viele Patienten konnten die wunderbaren Erfolge der Rimkustherapie® auch bei ganz anderen Beschwerden erfahren, nämlich auch bei solchen Beschwerden, die scheinbar gar nicht in Zusammenhang mit den Wechseljahren oder mit den Sexualhormonen standen.

Ganz überraschend zeigte sich zum Beispiel ein Rückgang von Rücken- und/oder Gelenkschmerzen, Diabetiker (Zuckerkranke) brauchten plötzlich weniger oder vorübergehend kein Insulin mehr, Herzbeschwerden gingen auf »magische« Weise zurück; Psychopharmaka konnten reduziert oder gar ganz abgesetzt werden und viele fühlten sich »verjüngt« und vieles mehr ...

Eine Suchanfrage bei Google am 4. Juli 2019 ergab für die Stichworte: »Rimkus« 960.000 Fundstellen, für »Human-identische Hormone« 85.000, für »Rimkus Therapie« 60.000, für »Rimkus Methode« 68.000 und für das Stichwort »Rimkus Verfahren« 48.000 Fundstellen.

Natürlich ist die Rimkustherapie® kein »magischer Zaubertrank für ein ewige Leben«. Aber die Erfolge in unerwarteten Gebieten waren doch zu häufig, um reiner Zufall oder etwa Glück zu sein. Nach bester wissenschaftlicher Methode begann Dr. Volker Rimkus (und später auch andere Ärzte des Hormonnetzwerks) solche »Phänomene« zu sammeln und systematisch auszuwerten.

Es wurden auch kleine »Experimente« durchgeführt: zum Beispiel unterbrach eine frühere Schmerz-Patientin ihre Rimkustherapie®- und die Schmerzen kehrten allmählich wieder zurück; dasselbe ließ sich auch für Herzbeschwerden, bei Zuckerkrankheit und vielen anderen Beschwerden beobachten und wiederholen; auch durch andere Ärzte!

Allmählich konnten wir die ursächlichen Zusammenhänge immer besser verstehen, wie die Sexualhormone auf fast allen Ebenen des Körpers und der Seele ihre gute Wirkung haben.

Wenn wir ein bisschen nachdenken, sollte das eigentlich auch keine so große Überraschung sein, denn der Unterschied vom Kind über die Pubertät zum Erwachsenen umfasst den gesamten Menschen – gesamtheitlich als psycho-physische Einheit – und der Motor dahinter sind bekanntlich die Sexualhormone!

Wenn also die Sexualhormone nicht mehr regelrecht (physiologisch) gebildet werden, dann zeigen sich nachvollziehbarerweise entsprechende »Hormon-Mangel-Symptome« – also genau die Beschwerden und Erkrankungen, über die viele Menschen klagen und die durch die Gabe der Hormone wieder zurück gehen.

Deswegen sind solche fast »wunderbaren« Heilungen also eigentlich ganz natürlich, wenn der Hormonmangel in den normalen physiologischen Bereich aufgefüllt wird, solange die natürliche Regulationsfähigkeit noch erhalten ist.

In diesem Buch wird Sie der Entdecker und Urheber der Behandlung mit human-identischen Hormonen teilhaben lassen an seinen Überlegungen und Erfahrungen.

Sie werden verstehen, warum es tatsächlich möglich ist, so viele, ganz unterschiedliche Beschwerden und Erkrankungen mit der Rimkus-Therapie zu behandeln oder zumindest zu verbessern.

Und Sie erfahren, wie Sie damit Erkrankungen vorbeugen können und inwiefern die Rimkustherapie® auch eine seriöse Anti-Aging-Therapie ist.

Ich wünsche Ihnen als Leser viel Freude mit dem neuen Buch von Dr. Volker Rimkus und ich wünsche Volker Rimkus noch viele, viele Jahre, in denen er seine Methode weiter entwickeln und vervollkommnen kann.

Und ich wünsche Ihnen, dass Sie einen guten Rimkus-Therapeuten finden, der Sie begleiten kann auf Ihrem eigenen Weg zu mehr Gesundheit und Lebensfreude.

Thomas Beck
München, im Sommer 2019

(Dr. Dr. med. Thomas Beck
Vorsitzender des HormonNetzwerks
www.Hormon-Netzwerk.de

1 ... und wie es dazu kam?

Wie kann man erklären, dass sich der Indikationsrahmen meiner Methode Schritt für Schritt von den Wechseljahren auf andere Indikationen erweiterte, die zum Teil weit außerhalb meines Fachgebietes, der Gynäkologie, liegen? Das verwundert, weil doch angeblich unsere moderne Medizin mit den therapeutischen Bemühungen und ihren zahlreichen verschiedenen Medikamenten wohl recht erfolgreich die gesamte Palette der unterschiedlichen Erkrankungen abdeckt.

Wirklich?

In der Gynäkologie wird heutzutage eine Reihe von Krankheitsbildern, denen ein Mangel an Sexualhormonen zugrunde liegt, üblicherweise mit der Verordnung einer sogenannten Anti-Baby-Pille »behandelt«. Aber eigentlich ist die »Pille« ausschließlich zur geregelten Verhütung ungewollter Schwangerschaften entwickelt worden und führt nur scheinbar zu einer Hormonsubstitution. Die eigentliche Wirkung der »Pille« bedeutet für den weiblichen Körper die Ausschaltung der eigenen Hormonproduktion etwa vergleichbar mit einer passageren Kastration.

Es erstaunt mich immer wieder, wie selbst bekannte endokrinologische Zentren eine »Pille« zur Therapie von Hormonstörungen einsetzen und dabei außer Acht lassen, dass damit ein Hormonmangel nicht ausgeglichen werden kann und darüber hinaus auch noch körperfremde Hormonderivate zugeführt werden. Diese sind keine Hilfe, sondern vielmehr eine Belastung des weiblichen Körpers mit Hormondisruptoren und ziehen nicht unerhebliche Nebenwirkungen, etwa Mitochondrienschäden nach sich. Es lag nahe, die wunderbaren Erfolge bei der

Substitution altersbedingter Hormonmangelzustände ebenso auf Hormonstörungen zu übertragen, die weit außerhalb der Wechseljahre liegen.

Mit dem Einsatz humanidentischer Hormone statt synthetischer Pharmazubereitungen eröffnete sich ein neues Feld für eine höchst erfolgreiche Behandlung.

Es stimmt schon, dass unsere moderne Medizin auch sogar erfolgreich in der Lage ist, fast alle Erkrankungen therapeutisch zu beherrschen. Doch leider wird dabei nicht selten »der Teufel mit dem Beelzebub ausgetrieben«, denn jedwelche medikamentöse Behandlung zieht leider in der Regel einen ganzen Katalog von Nebenwirkungen nach sich, die zum Teil sogar recht schwerwiegend sein können. Und eine ganze Reihe von modernen Therapeutika sind inzwischen schon lange wieder aus dem Handel gezogen worden, weil die Nebenwirkungen nicht zu verantworten waren. Ich erinnere da nur einmal an das Contergan, welches zu schwerwiegenden Fehlentwicklungen der Extremitäten bei Neugeborenen geführt hat.

Um zu verstehen, warum sich viele Ärztinnen und Ärzte von den Angeboten der Pharmaindustrie abwenden, sollten wir uns die folgende Auflistung vor Augen führen.

Hier sind die häufigsten Symptome in vier Clustern geordnet und machen uns deutlich, wie breit gefächert die Symptomatik der Wechseljahre ist.

VASOMOTORISCHE SYMPTOMATIK:

- Hitzewallungen, Schweißausbrüche, Flash

PSYCHISCHE SYMPTOMATIK:

- Schlafstörungen, Angst, Depressionen, (»burn out«)
- Gedächtnisstörungen, Selbstwertminderung

SOMATISCHE SYMPTOMATIK:

- Gelenkbeschwerden, Schwindel, Palpitationen (Herzunregelmäßigkeiten, Herzschmerz), Kopfschmerzen, Osteoporose, Haarverlust, Fettsucht, u.v.m.

SEXUELLE SYMPTOMATIK:

- Libidoverlust, erektile Dysfunktion, Scheidentrockenheit, Balanitis

Selten besteht die gesamte Symptomatik bei einer Frau oder einem Mann, wenn der altersphysiologische Mangel an Sexualhormonen das Leben in der zweiten Lebenshälfte zunehmend zur Qual macht. Wenn aber in einer gynäkologischen Praxis das Konzept meiner Methode (Methode Rimkus®) angewendet wird, so besteht für die Betroffenen durchaus eine realistische Chance, den größten Teil der aufgeführten Beschwerden wieder los zu werden. Welch eine unglaubliche Chance hat hier die Gynäkologie, mit einer richtigen Substitution des Hormonmangels den Leidenden Gesundheit und Freude am Leben zurück zu geben.

Doch leider versagt hier die Gynäkologie und Urologie, indem sie aus mir unverständlichen Gründen einen weiten Bogen um die Anwendung humanidentischer Hormone machen. Diese Fachgebiete bevorzugen lieber erfolglose Therapieversuche (mit hohem Nebenwirkungspotential) mit chemisch veränderten Hormonderivaten. Ja, im Fachgebiet der Urologie (Andrologie) wird noch nicht einmal die Existenz von männlichen Wechseljahren anerkannt!

Das hat zunehmend zur Folge, dass sich Betroffene von diesen Praxen abwenden und mit den in der Auflistung aufgeführten Symptomen in solchen Fachpraxen um Hilfe bitten, wo all diese Symptome klassische Indikationen bedeuten, die allerdings dort in der Regel nicht auf eine hormonelle Ursache zurückgeführt, sondern medikamentös als selbständige Krankheiten behandelt werden. Und da dort aber nicht die Ursache des Leidens, sondern lediglich das Symptom medikamentös behandelt wird, können die Erfolge natürlich nicht so ausfallen, wie es durch eine entsprechende ursächliche Hormonsubstitution möglich wäre.

Das bedeutet dann aber, dass viele enttäuschte Patienten in ihrer Not bei Depressionen, Herzbeschwerden, Beschwerden infolge einer Osteoporose oder nachlassender zerebraler Funktion die entsprechende Fachpraxis aufsuchen. Und somit verteilen sich Patienten, bei denen eigentlich der Hormonmangel im Vordergrund steht auf Praxen, wo sie mit dieser Krankheitsursache eigentlich gar nicht gut aufgehoben sind.

Doch inzwischen ist eine Anwendung von bioidentischen Hormonen in weiten Kreisen nicht mehr ein Experiment mit ungewissem Ausgang, sondern es haben sich hinter dem Rücken der Gegner einer solchen Behandlung die hervorragenden Erfolge herum gesprochen. Und das gleichwohl bei Ärzten und Patienten!

Und so ist es nur auf den ersten Blick verwunderlich, dass wir, das sind der Kollege Dr. Dr. Beck und ich, mit dem zusammen ich das Hormonnetzwerk gegründet habe, in unseren Intensivseminaren zur Erlangung eines Zertifikates für die Behandlung nach der Methode Rimkus® zunehmend Teilnehmer die ganze Palette der Fachgebiete wieder finden. Das sind dann z.B. Zahnärzte, Augenärzte, Fachärzte für Allgemeinmedizin, Internisten, Orthopäden, Kinderärzte, Psychiater, Kardiologen, HNO-Ärzte, Neuraltherapeuten oder Homöopathen, die meist den Untertitel »Naturheilkunde« auf ihrem Praxisschild führen. Ja selbst bei den Heilpraktikern ist das Interesse an einer Substitution mit natürlichen Hormonen weitaus stärker, als bei Gynäkologen oder Urologen, die leider in unseren Kursen immer noch eine Minderheit darstellen

Und genau aus dieser Keimzelle heraus, wo die einzelnen Fachgebiete erkannten, dass eine nicht zu unterschätzende Zahl an Patienten in ihren Wartezimmern wohl ein typische Krankheitsbild aufweist, die wahre Ursache jedoch nicht eine Infektion oder ein körperlicher Schaden ist, sondern in hohem Maße eben ein Hormonmangel, der erfolgreich zu behandeln ist. Selbstverständlich ist die Ursache einer Osteoporose des Kiefers mit nachfolgendem Zahnausfall nicht immer als ein Hormonmangel erkennbar und nicht jede Depression ist hormonell bedingt. Es ist aber für die jeweiligen Ärztinnen und Ärzte sehr reizvoll, aus der großen Gruppe der Leidenden schon einmal diejenigen Betroffenen heraus zu filtern, bei denen ein Hormonmangel hinter der angegebenen Symptomatologie steckt. Und mit einer guten Ausbildung für die Anwendung der natürlichen Hormone steht dann plötzlich in einer Praxis, wo man es eigentlich nicht unbedingt erwartet hat, ein Therapiekonzept, welches hervorragende Therapieerfolge ermöglicht und – was nicht unerwähnt bleiben soll – bei richtiger Anwendung keine Nebenwirkungen befürchten lässt. Das ist für jeden Arzt, der bislang nur seine »schulmedizinischen« Medikamente aus der Pharmaindustrie kannte, eine ungewöhnliche, aber bewegende Erfahrung!

Als nicht nur ich, sondern auch viele der von der Wirksamkeit der humanidentischen Hormone überzeugten Ärzte anfingen, außerhalb der Wechseljahre, also quasi von der Wiege bis zum Beginn des Hormonabsturzes, nach hormonellen Ursachen der Leiden zu fahnden, ergab sich die Palette der erweiterten Indikationen für eine Hormonsubstitution.

Und wenn man es jetzt ganz genau nimmt, dann sind die Patienten mit einem Hormonmangel als Ursache ihres Leidens gar nicht unbedingt bei einem Gynäkologen oder Urologen wirklich gut aufgehoben. Ein Facharzt für Allgemeinmedizin oder ein Internist, hier nur einmal als Beispiel genannt, kann sich natürlich noch viel besser um den gesamten kranken oder alternden Körper bemühen und in seine Diagnostik den Zustand der Schilddrüse, der Leber, der Nieren oder anderer wichtiger Organe mit einbeziehen, die in der gynäkologischen oder urologischen Fachpraxis nicht unbedingt die gleiche Beachtung finden würden.

Die Indikationserweiterung für die Methode Rimkus® in andere Fachgebiete ist also die logische Folge einer allmählichen Entwicklung auf dem Boden der bewegenden Therapieerfolge!

2 Grundlegende Überlegungen

Eingefleischte »Schulmediziner« werden vielleicht Schwierigkeiten bekommen, wenn ich für die Behandlung einiger häufig auftretenden Erkrankungen ein vollkommen konträres Konzept empfehle, welches noch in keinem der gängigen Lehrbücher aufgeführt wird. Ja, zum Teil gebe ich Erfahrungen weiter, die ein absolut gegenteiliges Vorgehen im Vergleich zu den bislang angewendeten Konzepten bei der Hormongabe bedeuten, so zum Beispiel bei der Behandlung der Endometriose.

Um meine Therapieempfehlungen überhaupt verstehen zu können, sind gründliche Kenntnisse für eine Anwendung humanidentischer Hormone unablässig. Wenn ein Arzt sich bisher noch keine Kenntnisse über den gravierenden Unterschied zwischen den bioidentischen Hormonen und den chemischen Abwandlungen der Originale hat aneignen können, werden die folgenden meiner Ausführungen für ihn nicht nur wertlos sein, sie werden sicher auch auf seine ungläubige Ablehnung treffen.

Die Erfahrung hat gezeigt, dass man sich fast ausschließlich mit den von der Pharmaindustrie gelieferten und patentierten Hormonderivaten beschäftigt hat. Fatal ist, dass die Industrie und unsere Wissenschaftler in ihren Aussagen über Vor und Nachteile einer Hormontherapie in der Regel die inzwischen hinlänglich bekannten Nachteile in der Anwendung der Hormondisruptoren beschreiben, diese Substanzen aber mit den Namen der Originale in unserem Körper versehen. Das muss natürlich bei vielen Kolleginnen und Kollegen, die nur oberflächliche Kenntnisse in der Endokrinologie besitzen, zu einer absoluten Verwirrung führen. Sie urteilen dann über Hormonwirkungen und Nebenwirkungen mit dem bisherigen Wissen über die Synthetika und übertragen dieses Wissen unreflektiert auf die Hormone, die unsere Evolution seit vielen Millionen von Jahren in einer langen Auslese als perfekt hervorgebracht hat. Und so kommt es leider immer wieder vor, dass aus diesen Reihen Kritik gegenüber einer Hormonsubstitution mit humanidentischen Hormonen hervorgebracht wird, die nicht auf fundiertem Wissen, sondern auf völliger Unkenntnis über Wirkung und Bedeutung der natürlichen Hormone beruht. Leider werden solche Fehlbeurteilungen nicht selten auch Patienten gegenüber geäußert, was folgerichtig zu einer großen Verunsicherung führen muss. Dabei wäre es doch für solche Kolleginnen und Kollegen ganz einfach einzugestehen, dass sie zu Fragen einer Behandlung mit humanidentischen Hormonen mangels Kenntnissen nichts sagen könnten. Das würden ihnen die Patienten weniger übel nehmen, als die Verunsicherung durch falsche Aussagen und Warnungen.

Gern wird von den Kritikern angeführt, dass die Wirkungen und Bedeutungen der bioidentischen Hormone von unserer Wissenschaft noch nicht erforscht sind.

Stimmt das denn so?

Nein!

In der Physiologie bestehen durchaus fundierte Kenntnisse über die enorme Bedeutung der im Körper vorhandenen Hormone. Die Wirkungen sind alle hinreichend bekannt und auch wissenschaftlich untermauert.

Hier wird etwas durch eine unrichtige Aussage bewusst verschleiert. Unsere Wissenschaftler haben natürlich keine Motivation, sich in Studien mit der Anwendung bioidentischer Hormone zu befassen, denn keine Pharmafirma würde einer Universität eine solche Studie bezahlen oder ihnen die erforderliche Menge an humanidentischen Hormonen zur Verfügung stellen. Und sicher sind sich die Wissenschaftler auch im Grunde genommen darüber im Klaren, dass das Ergebnis einer solchen Studie ja schon vorher fest steht. Denn da würden zwangsläufig alle Synthetika und ebenso getrockneter Stutenurin (so genanntes »natürlich konjugiertes Östrogen«), mit »Pauken und Trompeten« durchfallen. Imitate der Natur würden gegenüber den Originalen nicht bestehen können! Viel einfacher ist es dann, die natürlichen Hormone pauschal zu diskriminieren, um mit solchen Aussagen die Verbreitung einer Anwendung der wirklichen Hormone zu behindern.

Leider lassen sich auch die gesetzlichen Krankenkassen vor diesen Wagen spannen und lehnen eine Kostenübernahme bei Verwendung bioidentischer Hormone ab, was bei jedem Arzt und jedem Betroffenem, der einmal die Vorteile einer solchen Behandlung erlebt hat, ein großes Unverständnis hervorruft. Schnell wird bei einer richtigen Substitution von Hormonmangelzuständen augenfällig, welch unglaublich großes Einsparpotential an Kosten es bedeuten würde, wenn bioidentische Hormone statt Disruptoren für eine Behandlung verwendet werden würden. Denn dann würden mit Sicherheit nicht zehn bis fünfzehn verschiedene Pharmaka täglich bei Patienten mit zunehmendem Alter verordnet und von den Kassen bezahlt werden müssen, sondern in den meisten Fällen könnten es dann vielleicht nur zwei Hormonkapseln täglich nach den Vorgaben meiner Methode sein. Ganz zu schweigen von den dann nicht mehr anfallenden Behandlungskosten der vielen Nebenwirkungen einer »schulmedizinischen Hormontherapie«!

Aber so ganz geht diese Rechnung der Kritiker doch nicht auf. Ich beobachte in den letzten Jahren eine deutlich zunehmende Zahl von Ärztinnen und Ärzten nahezu aller Fachgebiete, die sich dieser Fehlinformation widersetzen und verstärkt die Intensivseminare unseres Netzwerkes zum Erlernen der Methode Rimkus® aufsuchen. Und nur für diese aufgeklärte Arztgruppe ist dieses Buch geschrieben.

Nur ein Arzt, der über fundierte eigene Kenntnisse und Erfahrungen im Umgang mit meiner Methode verfügt, wird den Erfahrungsschatz gern übernehmen, der in diesem Buch durch die Indikationserweiterung über die Wechseljahre hinaus dargelegt wird. Alle diese Kolleginnen und Kollegen, zusammen mit ihren tausenden von erfolgreich behandelten Patienten, werden durch die erlebten Therapieerfolge sicher immun gegenüber einer unsachlichen Kritik sein! Denn nicht Studien, sondern das tägliche Leben bildet die Wahrheit ab!

In den folgenden Kapiteln werde ich Ihnen einen Überblick über den augenblicklichen Stand der komplementären Anwendung humanidentischer Hormone bei einer Vielzahl von Krankheiten und Symptomen geben. Ich erhebe aber keinen Anspruch darauf, dass Sie als Arzt von nun an nur noch die angebotenen Konzepte im Rahmen Ihrer Praxistätigkeit verwenden müssen. Wenn Sie und Ihre Patienten mit dem schulmedizinischen Konzept einer Behandlung »laut Lehrbuch« vollauf zufrieden sind, dann ist es selbstverständlich, dass Sie diesen Weg auch gehen und vor Ihren Patienten verantworten.

Es gibt aber bekanntlich immer wieder enttäuschende Therapieversager der üblichen Behandlungen oder die Nebenwirkungen sind doch so schwerwiegend, dass eine Weiterbehandlung nach dem bisherigen Schema nicht mehr zu verantworten ist. Wir wollen auch nicht vergessen, dass viele unserer Patienten sich explizit eine Behandlung mit natürlichen Stoffen wünschen und eine hohe Skepsis und Ablehnung gegenüber allen »Chemikalien« haben.

Immer dann können Sie, bevor Sie als Arzt vielleicht aufgeben müssten, noch »ein Kaninchen aus dem Hut zaubern« und Ihren Patienten eine durchaus erfolg-versprechende Alternative anbieten.

Es ist wichtig, dass Sie bei der Anwendung meiner Methode von den Empfehlungen unserer universitären Kollegen Abstand nehmen und nicht etwa allen Frauen und Männern ohne Unterschied ein und dieselbe Hormonkapsel – und vielleicht sogar auch nur einmal täglich – verordnen.

Eine erfolgreiche Substitution bedarf einer akribischen Analytik und einer individuell eingestellten Hormonsubstitution. Und natürlich werden auch nur die Hormone zugeführt, bei denen ein Mangel nachweisbar war!

Der Grad der Defizite bestimmt dann die individuelle und altersabhängige Hormondosis für eine Behandlung. (s. Abb. 1)

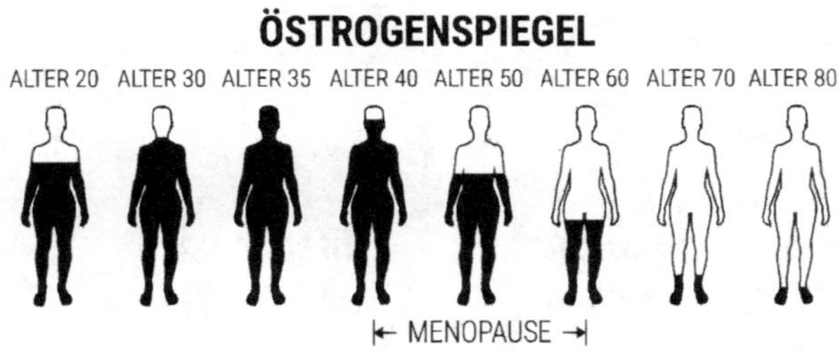

Abb.1: Schematische Darstellung der Hormonspiegel bei Frauen in Abhängigkeit vom Lebensalter (Quelle: http://www.wingsforlife.com)

Eine solche Gesetzmäßigkeit im altersabhängigen Hormonprofil konnte ich übrigens bei über 2000 Männern nicht nachweisen. Es ergibt sich von selbst, dass ein nachgewiesener Hormonmangel selbstverständlich mit genau derselben Substanz substituiert wird, deren Mangel gemessen wurde.

Explizit wichtig ist natürlich die gewissenhafte Einhaltung meiner Vorgaben, besonders dann, wenn eine lebenslange Substitution bei ganz jungen Menschen über sehr, sehr viele Jahre geplant und erforderlich ist.

Hierin liegt übrigens der überragende Vorteil einer Substitution mit humanidentischen Hormonen gegenüber jedwelcher Anwendung von synthetischen Industriepräparaten, die ja laut Leitlinien nur »in der niedrigsten Dosis und möglichst auch nur ganz kurzfristig« eingesetzt werden dürfen! – Und was machen dann die armen Patienten, wenn die Frist von höchstens fünf Jahren Einnahme von Synthetika abgelaufen ist?

Bevor wir uns jetzt mit den einzelnen Krankheiten und Symptomen befassen, die komplementär zur »Schulmedizin« mit humanidentischen Hormonen erfolgreich substituiert werden können, ist es notwendig,

Ostrogen, Progesteron und Vit D3 Spiegel im Serum, die bei der Substitution angestrebt werden sollten.
(basierend auf einer Analyse 2 Stunden nach der Hormoneinnahme)

Frauen:

Östradiol 120–180 pg/m 1
Progesteron: 10–30 ng/ml

ausreichend:
Östradiol: 90–120 pg/ml
Progesteron: 6–15 ng/ml

Männer:

Östradiol: 30 — 60 pg/ml
Progesteron: 4 — 10 ng/ml
Testosteron: 3 — 9 ng/ml
PSA: unter 4 ng/ml

ausreichend:
Östradiol: 28–45 pg/ml
Progesteron: 2–6 ng/ml

Vitamin D3
(Männer/Frauen)

50–80 ng/ml
125–200 nmol/L

Abb. 2: Zielbereiche für eine Substitution nach der Methode Rimkus®

dass ich hier zur Erinnerung die Hormonspiegel aufführe, die bei einer erfolgreichen Substitution unbedingt anzustreben sind. *Dabei ist zu berücksichtigen, dass ich die Angaben auf Hormonbestimmungen im Serum zwei Stunden nach der letzten Hormoneinnahme angebe.*

Würde man diese 2-Stunden-Frist verlängern, so würden wegen des raschen Abbaus der natürlichen Hormone wesentlich geringere Werte zu messen sein und bei Unkenntnis dieser Tatsache leicht zu falschen Schlüssen führen und sicher dann auch absolut unnötige Dosiserhöhungen bei Erstellung der Hormonrezepte mit den Rimkus®-Kapseln führen, wie ich es weiter unten noch ausführen werde.

Und noch ein wichtiger Hinweis sei an dieser Stelle angebracht:

Ich werde mich bei der Vorstellung der einzelnen Erkrankungen in der Beschreibung der Pathophysiologie kurz fassen. Denn es ist hier nicht die Aufgabe, ein zweites Lehrbuch über z.B. multiple Sklerose oder Endometriose zu verfassen. Dafür gibt es genügend Fachliteratur, die herangezogen werden kann. Ich werde die einzelnen Erkrankungen lediglich schlaglichtartig in ihren Grundzügen vorstellen, mich dann aber mehr auf die Behandlung konzentrieren.

Und noch eine Bemerkung möchte ich hier voranstellen: *Es geht um die Problematik der Hormonbestimmung* und den Zeitpunkt für die Abnahme der Blutprobe zur Erstdiagnose und zur Kontrollmessung.

Immer wieder werben Labore mit Informationen, die die unbestreitbaren Vorteile einer Hormonbestimmung im Speichel favorisieren. Denn in der Tat, fällt dann eine Venenpunktion weg und die Probe kann sogar von den Patienten zu Hause abgenommen werden. Um eine solche Hormonbestimmung zu rechtfertigen, die ja allein den freien Anteil der Hormonfraktion misst, muss die Behauptung aufgestellt werden, dass dieser freie Anteil aber mit nur acht bis zehn Prozent der biologisch wichtigere Teil der Hormonproduktion ist und nicht etwa die viel größere Menge (90 Prozent) an gebundenem (SHBG) Hormon. Auf der einen Seite wäre es für den Körper eine große Vergeudung von Ressourcen, wenn der Hauptanteil seiner Hormonbildung mit der Koppelung an SHBG unwirksam oder auch nur unbedeutend wäre. So geht der Körper mit Sicherheit nicht mit seinen Leistungen der Gonaden um!

Die aufgestellte Behauptung über den Wert der beiden Hormonfraktionen ist schlichtweg eine falsche Beurteilung der körpereigenen Hormonproduktion, denn es ließen sich im Zellkern an SHBG gebundene Hormonanteile nachweisen (Sinnecker), die über die Vermittlung spezieller Andockstellen an der äußeren Zellwand in das Zellinnere gelangen konnten. Diese Fraktion stellt also den wichtigen Hormonanteil dar, der einer Steuerung über diese Rezeptoren unterliegt, während der vielkleinere Teil im Serum auch mit der Teil ist, der von der Leber noch nicht an SHBG gekoppelt wurde. Der freie Anteil kann ohne die speziellen Andockstellen an der äußeren Zellmembran frei in die Zelle diffundieren und eine schwache Wirkung auf die Rezeptoren des Zellkerns ausüben. Das trägt dazu bei, dass auch Organe, deren Zellwände keine Andockstellen für an SHBG gebundenes Hormon besitzen, ebenso von den positiven Wirkungen dieser Hormone profitieren können.

Der freie Hormonanteil ist demnach auch kein »Hormonmüll«, sondern dient einer wichtigen kontinuierlichen Hormonversorgung der Zellen. Man kann jedoch mit diesem Anteil leider weder die Diagnose eines Hormonmangels stellen, noch die Indikation für eine Substitution ableiten. Auch ist man nicht in der Lage, die Substitution damit zu überwachen und eventuelle Dosisanpassungen vorzunehmen.

In meinen Augen ist ein solches Vorgehen also unseriös und wird völlig zu Unrecht beworben!

Ganz davon abgesehen, habe ich für die ja sehr niedrigen Messergebnisse einer Speichelmessung niemals Zielbereiche erarbeitet, wie Sie diese für die Messung im Blutserum in Tabelle 2 vorfinden.

Auch habe ich bis heute an keiner Stelle ähnliche Aufstellungen für den freien Hormonanteil in der Literatur finden können. Woher kommen also dann die Angaben über Normalwerte oder Zielwerte, die bei einer Substitution mit dem freien Anteil angestrebt werden sollten? Es besteht die Gefahr, dass diese Werte vielleicht Erfindungen der speziellen Labore sind, wo keine klinische Forschung dahinter steht.

Begeben Sie sich dann bitte nicht erst auf diesen fragwürdigen Weg, wo Sie letztendlich bei der Beurteilung der Hormonmessung allein gelassen werden und sehr schnell auch feststellen werden, dass es zu den Messergebnissen kein klinisches Äquivalent existiert.

Sicher und verlässlich ist also die Bestimmung der Sexualhormone im Blutserum. und somit dann die Messung des Gesamtanteils beider Fraktionen. Dann sind Sie auf der sicheren Seite und in der Geborgenheit meiner erforschten Zielwerte, wie in Tabelle 2 dargestellt.

Noch ein Wort zum Zeitpunkt der Blutentnahme:

Um *bei Frauen* eine Aussage über die Notwendigkeit einer Substitution von Östradiol und Progesteron aus einer Venenpunktion zu erhalten, ist es notwendig, auf jeden Fall das Gonadotropin FSH mit zu bestimmen und die Blutentnahme in der mittleren Gelbkörperphase, also um den 21. Zyklustag, durchzuführen.. Damit erfasst man die Qualität der Progesteronproduktion des Gelbkörpers und gleichzeitig erhält man in Kombination mit FSH eine exakte Aussage, wie der in dieser Zyklusphase ja bekanntlich viel niedrigere Wert für Östradiol zu bewerten ist. Ein pathologisch hoher FSH-Wert weist sehr deutlich auf einen gesteigerten Bedarf an Östradiol (sog. Östrogenhunger!) hin und kann zur Diagnostik vor einer geplanten Substitution hervorragend mit verwendet werden. Damit erspart man der Patientin die Kontrolle des Östradiolwertes in der Follikelphase. Auf eine zusätzliche Bestimmung des Gonadotropins LH kann verzichtet werden, weil man ja durch die Messung des Progesteronwertes eine genügend sichere Aussage zur Qualität dieser Produktion erhält.

Besteht bei einer Frau eine Amenorrhoe, so wäre jeder beliebige Tag für die Hormonbestimmung geeignet.

Das gilt dann natürlich auch für die *Hormonbestimmung im Serum eines Mannes*. Hier muss ja nicht auf einen Zyklustag Rücksicht genommen werden!

Für die Blutentnahme zu einer Kontrolle unter fortlaufender Behandlung haben wir uns darauf geeinigt, immer die Regel relativ korrekt einzuhalten, dass eine Blutabnehme stets *zwei Stunden nach der Einnahme der letzten Hormonkapsel* erfolgen sollte, um vergleichbare Ergebnisse zu erhalten. Da die natürlichen Hormone einem recht schnellen Abbau unterliegen, würden die Werte dann bei längeren Zeitspannen deutlich niedriger ausfallen als zu dem Zeitpunkt der optimalen Resorption nach etwa zwei Stunden. Nur so lassen sich die gemessenen Werte auch sicher für eine Führung der Patienten interpretieren und schützen den Arzt vor Fehlinterpretationen der Messergebnisse und nicht notwendigen Dosisveränderungen in der Rimkus® Kapsel.

3 Komplementäre Anwendung der Methode Rimkus®

3.1 Angeborene Krankheiten mit hormoneller Ursache

3.1.1 Primäre Amenorrhoe (Turnersyndrom – 45 X/0)

Beim Turnersyndrom findet man in den meisten Fällen den Kariotyp 45 X/0. Damit wird verständlich, dass wegen des fehlenden Y-Chromosoms weibliche Neugeborene bzw. Erwachsene betroffen sind. Seltener findet man auch die Konstellation 45/XX. Das Fehlen des Y-Chromosoms zieht nicht nur einen auffallenden Minderwuchs und das typische Pterygium colli nach sich, sondern auch eine Reihe von weiteren Folgestörungen. Die in diesem Zusammenhang für uns wichtigste Symptomatik ist eine Fehlanlage der Ovarien (Strangovarien) mit den typischen Folgeerscheinungen einer primären Amenorrhoe. So ergibt sich daraus eine lebenslange Störung in der Produktion von Östrogenen *(Östron, Östradiol und Östriol) und ebenso auch von Progesteron.*

Das Defizit an Testosteron kann in manchen Fällen noch über die Aktivität der Nebennierenrinde kompensiert werden, so dass in der Folge oft auch kein auffallender Mangel an Androgenen gemessen werden kann.

Üblicherweise wird diese gestörte Anlage mit Wachstumshormonen behandelt. Mitteilungen über eine zusätzliche Substitution mit bioidentischem Östradiol und Progesteron findet man nicht in der Literatur.

Dabei ist diese Substitution von enormer Wichtigkeit, um Folgeschäden eines Mangels vorzubeugen. Herzprobleme, Bluthochdruck oder Osteoporose wären nur einige Folgen dieses Hormonmangels, ganz abgesehen von Symptomen wie Depressionen, Schlafstörungen, Selbstwertverlust, Suizidgefahr und nachlassende kognitive Fähigkeiten.

Endokrinologie:

Das endokrinologische Labor zeigt eine Konstellation bei der jungen und erwachsenen Frau wie man es in der Praemenarche vorfindet: erniedrigte bzw. nicht messbare Spiegel für Östradiol und Progesteron und (seltener) auch für Testosteron.

Da es sich hier aber um eine primäre hypergonadotrope Amenorrhoe handelt, werden die Gonadotropine FSH und LH typischerweise erhöht gemessen.

Unser Behandlungsziel:

Lebenslange Substitution des gemessenen Hormondefizits, um schweren Folgeerkrankungen vorzubeugen. Hierbei sollte es unser Ziel sein, möglichst – je nach Lebensalter der Patientin – die oberen Bereiche der von mir publizierten Zielbereiche bei der Wahl der Hormondosierungen anzustreben (s. Abb. 2). Es ist ja auf keinen Fall zu erwarten, dass die hormonelle Eigenproduktion einer solchen Patientin jemals wieder erwachen kann. Das ist dann ganz selbstverständlich auch der Grund, weshalb auf keinen Fall synthetische Abwandlungen der Originalhormone Verwendung finden dürfen. Leider kann man immer wieder lesen, dass hier zur Substitution (??) eine sogenannte Anti-Baby-Pille mit den synthetischen Derivaten und den nachfolgend bekannten schwerwiegenden Nebenwirkungen verordnet wird.

Zur Behandlung dieses angeborenen Hormonmangels hat sich folgendes Vorgehen bewährt:

Lebenslange (und möglichst frühzeitige) Substitution der Hormondefizite

Rezeptbeispiel

Rimkus® Kapseln N (A-Kapsel mit Östradiol und ohne Progesteron)

Östradiol natürlich mikronisiert		1,0 mg
Testosteron, natürl. mikron.	(z. B.)	0,2 mg
Cholecalciferol	(z. B.)	2500 I.E.
Kupferglukonat		0,05 mg
Zinkglukonat		35,0 mg
q.s. Olivenöl		Nr. C

Start nach Erhalt der Kapseln *10 Tage lang 2 x 1 Kapsel.* Danach werden von der folgenden Rezeptur *12 Tage lang ebenso 2 x 1 Kapsel / die* eingenommen

Rimkus® Kapseln N (B-Kapsel mit Östradiol und Progesteron)

Östradiol natürllich mikronisiert		1,0 mg
Progesteron natürl. mikron.		100mg
Testosteron natürl. mikron.	(z. B.)	0,2 mg
Cholecalciferol	z. B.	2500 I.E.
Kupferglukonat		0,05 mg
Zinkglukonat		35,0 mg
q.s. Olivenöl		Nr. C

Es folgt eine Einnahmepause von sechs Tagen; dann weiter wie oben.

Falls erforderlich, wird also auch Testosteron, je nach Ausfall der Hormonanalyse, substituiert.

Sinnvoll ist es, den Start der Substitution mit bewusst niedrigen Hormondosen für die ersten drei Monate zu verordnen, damit sich der Körper, der ja lange im hormonellen Mangelzustand leben musste, sich langsam an die Aufsättigung der desolaten Hormonspiegel gewöhnen kann (sogenanntes »Einschleichen« in die Behandlung). Bewährt haben sich dazu Dosierungen z. B. für Östradiol von 0,5 mg und für Progesteron von 60 mg.

Gegebenenfalls kann später auch kontinuierlich und mit individuell angepasster Dosierung (Kombination von Östradiol und Progesteron in einer Kapsel) behandelt werden.

Dann sähe ein Rezeptbeispiel folgendermaßen aus:

Rimkus® Kapseln N (Kombi - Kapsel)

Östradiol natürl. mikron.		1,0 mg
Progesteron natürl. mikron.		100mg
Testosteron, natürl. mikron.	(z. B.)	0,2 mg
Cholecalciferol (z. B.)		2500 I.E.
Kupferglukonat		0,05 mg
Zinkglukonat		35,0 mg
q.s. Olivenöl		Nr. CC

Die Behandlung wird für die Patientin einfacher, weil nicht mehr zwei verschiedene Kapseln verordnet werden, sondern täglich nun nur noch 2 x 1 Rimkus-Kapsel eingenommen wird. Falls es in den 6-tägigen Pausen wiederholt nicht zu einer Abbruchblutung ex utero gekommen ist, kann sogar auf eine kontinuierliche Hormongabe gewechselt werden. Der Zeitpunkt dafür muss aber von Fall zu Fall entschieden werden.

Anfangs, bis die individuelle Erhaltungsdosis gefunden ist, werden Hormonanalysen in dreimonatigen Abständen zur laufenden Kontrolle gemacht. Wenn die Gewöhnungsphase vorüber und die Patientin gut eingestellt ist, können die Kontrollen in halbjährlichen, später in jährlichen Abständen erfolgen. Jedoch sollte die hormonelle Situation immer dann durch eine Analyse abgeklärt werden, wenn die Patientin über plötzliche, bislang unbekannte Symptome berichtet. Das ist wichtig, um zu entscheiden, ob eine hormonelle Ursache vorliegt oder eine Symptomatik besteht, die nicht hormonell erklärbar ist und einer anderen Therapie zugeführt werden muss.

3.1.2 Kallmann-Syndrom

Beim Kallman-Syndrom handelt es sich um eine angeborene Störung im Hypothalamus mit der Unfähigkeit, das Releasing Hormon GnRH zu bilden. Diese Störung hat einen hypogonadotropen Hypogonadismus zur Folge und führt zu einer erheblichen Störung der Geschlechtsentwicklung. Hierbei können sowohl Mädchen als auch Jungen betroffen sein. Vergesellschaftet ist das Kallmann-Syndrom immer mit einer erheblichen Störung des Riechvermögens.

Das Ausbleiben der GnRH-Sekretion zieht das Unvermögen nach sich, die wichtigsten Sexualhormone Östradiol, Progesteron und Testosteron in den Gonaden zu synthetisieren.

Die Therapie der Wahl ist selbstverständlich, die Ursache dieser angeborenen Störung zu behandeln. Der in seiner Funktion gestörte Hypothalamus kann leider z. Zt. nicht therapiert werden. Es bleibt aber eine pulsatile Substitution mit GnRH, um den Mangel zu kompensieren. Damit kann sogar die Fertilität von jungen Frauen und Männern wieder hergestellt werden.

Wenn jedoch aus schwerwiegenden Gründen eine pulsative Pumpentherapie mit natürlichem GnRH nicht auf Dauer durchführbar erscheint, so ist die Substitution der Peripherie mit den Sexualhormonen eine sehr gute Option.

Neben der Behandlung der flankierenden Symptomatik ist bei diesen Patienten erneut eine lebenslange Substitution mit den erwähnten Sexualhormonen angezeigt. Selbstverständlich kommen auch hier, wie bei allen anderen in diesem Buch beschriebenen Erkrankungen, wieder ausschließlich (!!) humanidentische Hormone zum Einsatz!

Als Behandlungsoption für die betroffenen *Mädchen* kann das Therapiemanagement für die Turner-Patientinnen dienen:

Lebenslange (und möglichst frühzeitige) Substitution der Hormondefizite, wenn eine GnRH Substitution nicht zur Verfügung steht.

Rezeptbeispiel

Rimkus® Kapseln N (A-Kapsel ohne Progesteron)

Östradiol natürlich mikronisiert		1,0 mg
Testosteron, natürl. mikron.	(z.B.)	0,2 mg
Cholecalciferol	(z.B.)	2500 I.E.
Kupferglukonat		0,05 mg
Zinkglukonat		35,0 mg
q.s. Olivenöl		Nr. C

Start nach Erhalt der Kapseln *10 Tage lang 2 x 1 Kapsel*

Danach werden von der folgenden Rezeptur *12 Tage lang ebenso 2 x 1 Kapsel / die* eingenommen

Rimkus® Kapseln N (B-Kapsel mit Östradiol und Progesteron)

Östradiol natürl. mikro.		1,0 mg
Progesteron natürl. mikron.		100mg
Testosteron, natürl. mikron	(z.B.)	0,2 mg
Cholecalciferol	(z.B.)	2500 I.E.
Kupferglukonat		0,05 mg

Zinkglukonat	35,0 mg
q.s. Olivenöl	Nr. C

Es folgt eine Einnahmepause von sechs Tagen zum uterinen Abbluten der proliferierten Schleimhaut; dann weiter fortfahren wie oben.

Gegebenenfalls kann auch kontinuierlich und mit einer individuell angepassten Dosierung (Kombination von Östradiol und Progesteron) behandelt werden. Ggf. auch Testosteron-Substitution bei nachgewiesenem Mangel.

Therapieschema für die Substitution eines nachgewiesenen Hormonmangels bei Jungen.

Dieses Behandlungsschema gestaltet sich einfacher, weil ja bei männlichen Patienten nicht auf einen Uterus Rücksicht genommen werden muss, also keine biphasische Behandlung erforderlich wird.

Die Erfahrung lehrt, dass sich solche Patienten (Mädchen wie Jungen) erst durch das Ausbleiben der Menarche bzw. Pubertät dem Arzt vorstellen. Es besteht dann nicht die Schwierigkeit zu überlegen, ab welchem Lebensjahr und welchem Entwicklungsgrad die Substitution gestartet werden sollte. Sicher ist es nicht empfehlenswert, das folgende Behandlungsschema bei Mädchen und Jungen weit vor dem Menarche- bzw. Pubertätsalter anzuwenden.

Für den Start der Substitution sollte auch hier eine »Einschleichdosis« gewählt werden, um unerwünschten Nebenwirkungen einer plötzlichen Hormongabe vorzubeugen.

So sollte vermieden werden, dass betroffene Jungen über starke Müdigkeit, innere Unruhe und vielleicht sogar über Spannungsschmerzen im männlichen Brustdrüsenkörper klagen. Diese Symptomatik ist eher lästig als besorgniserregend, sollte und kann aber durch eine einschleichende Dosierung vermeiden werden.

Folgendes Schema ist zu empfehlen (s. auch Abb. 2):

(Kapseleinnahme 2x1 / die)
»Einschleichen« mit 0,10 bis 0,15 mg Östradiol und 60–80 mg Progesteron
0,5 mg Testosteron
Erhaltungsdosis 0,15–0,25 mg Östradiol und 80–100 mg Progesteron
Dosisanpassung bei Testosteron, bis der Patient im Normbereich für Männer zwischen 3ng/ml und 9 ng/ml) angekommen ist. (Also dann 1 mg Testosteron und gegebenenfalls mehr).

Das Startrezept könnte dann wie folgt ausgestellt werden:

Rimkus® Kapseln N (Kombi-Kapsel)	
Östradiol natürl. mikron.	0,15 mg
Progesteron natürl. mikron.	50 mg
Testosteron (z.B.)	0,5 mg
Cholecalciferol (z.B.)	2500 I.E.
Kupferglukonat	0,05 mg
Zinkglukonat	35,0 mg
q.s. Olivenöl	Nr. CC

3.1.3 Das Klinefelter-Syndrom (Klinefelter-Reifenstein-Albright-Syndrom)

Die Ursache dieser angeborenen Krankheit ist eine numerische Chromosomenaberration der Geschlechtschromosomen mit dem genetischen Karyotyp 47/XXY, statt des normalen männlichen Chromosomensatzes 46/XY.

Es handelt sich daher um eine Krankheit bei Männern, die mit der Verdoppelung des X-Chromosoms eine

Schwächung des Y-Chromosoms in der Hinsicht aufweisen, dass es zu einer deutlichen Unterfunktion der Hoden führt, die zur Ursache einer Infertilität der Betroffenen wird. Manchmal ist diese Krankheit auch mit diskreten Defiziten im kognitiven Bereich und einer allgemeinen Leistungsfähigkeit vergesellschaftet. Diese Symptome können aber so diskret sein, dass betroffene Männer erst sehr spät oder gar nichts von ihrer Krankheit bemerken, oft erst dann, wenn sie als Ursache einer Zeugungsunfähigkeit bei Kinderwunsch zutage tritt.

Die nur rudimentär angelegten Hoden führen zu einer Minderproduktion von Testosteron. An erster Stelle der unheilbaren Erkrankung steht somit die Substitution der verminderten Testosteronproduktion. Der Substitutionsbedarf ist in der Höhe von Mann zu Mann sehr verschieden, so dass unbedingt auf eine individuelle Zufuhr von natürlichem Testosteron geachtet werden muss.

Über eine Substitution der übrigen, auch für den Mann lebenswichtigen Hormone Östradiol und Progesteron, findet man in der Literatur keine Hinweise. Es ist sicher kaum anzunehmen, dass die in ihrer Entwicklung gestörten Hoden nur einen Mangel an Testosteron bewirken. Mit der alleinigen Testosterongabe werden diesen Männern somit möglicherweise zwei andere wichtige Sexualhormone vorenthalten. Leider wird in der Regel auch synthetisches statt bioidentisches Testosteron für die Substitution verwendet.

Wenn sich die Hormonanalyse aber nur auf die Messung des Testosteronspiegels beschränkt, wird dieser Mangel sicher nicht erkannt werden können. Es ist also dringend angeraten, die Analyse auf die Mitbestimmung von Östradiol, Progesteron und sicher auch auf Cholecalciferol auszuweiten. Und dann kann eine individuelle Substitution nach dem Motto »Nur was fehlt, wird aufgefüllt« gestartet werden.

Die zusätzliche Verordnung von Östradiol und Progesteron, sowie auch von Vitamin D soll bei diesen betroffenen Männern ihr kardio-vaskuläres Risiko vermindern, den Erhalt kognitiver Funktionen sichern und ebenso ein Schutz vor Osteoporose sein, um hier nur drei wichtige Parameter zu benennen. Eine Mono-Substitution mit Testosteron, selbst wenn diese bioidentisch wäre, kann diese Risiken leider nicht vermindern.

Die Zielbereiche für eine umfassendere Substitution können aus der Aufstellung in *Abb. 2* übernommen werden, wobei hier wieder die oberen Zielbereiche anzustreben sind, denn es muss ja keine Rücksicht auf die Stimulation oder Suppression der Hypophyse genommen werden.

Therapeutisch kann folgendermaßen vorgegangen werden:

> Kapseleinnahme 2x1 / die. Die Kapseldosis beträgt dann:
> »Einschleichen« mit 0,10–0,15 mg Östradiol, später 0,25 mg Östradiol
> 60–80 mg Progesteron, später 100–120 mg Progesteron
> 0,5 mg Testosteron, später 1,5–2 mg Testosteron (individuell!)
> Eine Dosisanpassung erfolgt je nach klinischem Bild und dem Ergebnis der Analyse. Bei Testosteron sollte solange die Dosis gesteigert werden, bis der Patient im Normbereich für Männer zwischen 3ng/ml und 9ng/ml) angekommen ist.

Mit diesem therapeutischen Programm gewinnen die betroffenen Männer deutlich mehr an Lebensqualität und körperlicher Gesundheit. Heilen kann man das Krankheitsbild damit leider nicht; auch die gestörte Fertilität kann damit nicht wieder hergestellt werden.

3.2 Erworbene Krankheiten oder Störungen

3.2.1 Die post-Pill-Amenorrhoe

Bei der post-Pill-Amenorrhoe handelt es sich um eine relativ häufig auftretende Folge der Einnahme hormoneller Kontrazeptiva.

In der Regel ist sie die Auswirkung einer längerfristigen Zufuhr chemisch veränderter Molekülstrukturen, die nicht den Originalen Östradiol und Progesteron entsprechen. Sie tragen dann Bezeichnung wie Ethinylöstradiol und Drosperinon. Sie sind mit ihren chemischen Manipulationen zu körperfremden hormonellen Disruptoren verändert worden. Leider trägt zur Verwirrung bei, dass diese »Chemikalien mit hormoneller Wirkung« ebenso die Bezeichnung der Originale tragen und so wird dann fälschlich z.B. von einem »Östrogenanteil« eines Kontrazeptivums gesprochen.

Interessant ist, dass die chemischen Derivate gegenüber den Originalen eine biologisch wesentlich höhere Potenz innehaben, als es den Originalen in ihren biologischen Wirkungen entspricht. Während man z.B. mit 1 mg Östradiol noch keine wesentliche negative Rückkoppelung auf die Hypophyse erreichen kann, so genügen bereits 0,03 mg Ethinylöstradiol und nur 0,15 mg Levonorgestrel (ein synthetisches Progesteron), um die Hypophyse komplett zu supprimieren und der minimale Anteil an synthetischen Progesteron (Progestin) führt bereits dazu, dass es in einer sogenannten Pillenpause zu Abbruchblutungen ex utero kommt.

Dass die Hypophyse in ihrer Funktion durch diese Synthetika komplett supprimiert wird, ist die dabei erwünschte Folge. Die Ausschaltung der körpereigenen Hormonproduktion bedeutet eine sichere Anovulation und somit das Unvermögen der Frau, ungewollt schwanger zu werden.

Die Langzeitanwendung von Hormondisruptoren führt früher oder später zu einer deutlichen Atrophie der Uterusschleimhaut, denn die synthetischen Hormonzubereitungen können nicht eine intakte Uterusschleimhaut aufrechterhalten. Dazu sind nur die körpereigenen Hormone in der Lage.

Wenn man bei einer Frau unter der Einnahme der »Pille« eine Hormonanalyse macht, so tritt das Ausmaß des Eingriffs in ihre Endokrinologie deutlich zutage.

Man findet als sicheres Zeichen der hypophysären Suppression einen kaum messbaren FSH und LH-Spiegel und desolate Messwerte für Östradiol und Progesteron. Diese Analysewerte ähneln den Befunden, wie man sie bei einer 80-jährigen, nicht substituierten Frau finden kann. Aber sie sind den Werten tatsächlich nur ähnlich.

Die Hormonmesswerte einer alten und nicht substituierten Frau zeigen auch im fortgeschrittenen Alter noch hochpathologisch erhöhte Gonadotropinwerte LH und FSH. Diese Gonadotropine sind bei der jungen »Pillenpatientin« als Ausdruck der »Oversuppression« kaum messbar nachzuweisen.

Das ist der bedeutsame Unterschied zwischen dem Analysenbild unter der Pilleneinnahme und dem einer älteren unbehandelten Frau.

BEISPIEL:

Junge Patientin unter der »Pille«	*Altere Frau:*
FSH: 1,0 I.E.	FSH: 120 I.E.
Östradiol: 2 pg/ml	Östradiol: 23 pg/ml
Progesteron 0,4 ng/ml	Progesteron 0,9 ng/ml

Es scheint so zu sein, dass die ältere Frau sogar noch besser mit Hormonen versorgt ist als die junge Frau unter der »Pille«. Aber die Zahlen täuschen. Beide Hormonanalysen zeigen in Wirklichkeit einen katastrophalen Hormonmangel!

Während die Hypophyse der älteren Frau hyperaktiv ist und versucht, durch exzessive Ausschüttung von FSH die eigentlich bereits inaktiven Ovarien noch zur Funktion anzuregen, »schweigt« die Hypophyse der jungen Frau, weil diese extrem supprimiert wird. Und dieses »Schweigen« kann leider sehr lange andauern und noch lange weiter bestehen bleiben, auch nachdem die junge Frau die »Pille« schon lange abgesetzt hat!

Die Folge dieser Konstellation ist die Entwicklung eines sogenannten *Oversuppression-Syndroms.*

Welches Ziel wollen wir mit der Verordnung von bioidentischen Hormonen erreichen?

a) Natürlich sollte der desolate Hormonmangel bei dieser jungen Frau sobald wie möglich ausgeglichen werden, um sie vor den körperlichen und psychischen Folgen des Hormonmangels zu bewahren.
b) Unser Ziel sollte es ebenso sein, so bald wie möglich dafür Sorge zu tragen, dass wieder eine funktionsfähige Uterusschleimhaut aufgebaut wird.
c) Es sollte unbedingt auch ein Reiz auf die Hypophyse erzeugt werden, um dieses wichtige Steuerorgan aus seiner Starre zu lösen und über die Sekretion der Gonadotropine die ovarielle Leistung wieder zu triggern.

Diese drei Gesichtspunkte erfordern eine andere Taktik, als wir diese bei den ersten beiden Therapieplänen kennengelernt haben. Hier wollen wir auf keinen Fall bei der Dosierung der Kapseln die oberen Zielwerte aus der Aufstellung der Abb. 2 anpeilen, denn dann wäre der

Reiz auf die Hypophyse zu gering, ja vielleicht würde sogar die Suppression eher aufrecht erhalten werden.

Obwohl wir ja möglichst schnell den desolaten Hormonmangel ausgleichen wollen, um die Folgen des herrschenden Hormonmangels zu beheben, müssen wir in diesem Punkt einen Kompromiss eingehen und uns mit einer für eine junge Frau zu niedrigen Substitutionsdosis begnügen. Also statt 1 mg Östradiol als angepeilte Dosis, ist hier eine relativ schwache Dosis von 0,5 mg Östradiol zu empfehlen, wie Sie diese bereits als Empfehlung für eine »Einschleichdosis« kennengelernt haben. Beim Progesteron können wir »großzügiger« mit 100 mg Startdosis therapieren, weil es aus Erfahrung ausreicht, die Hypophyse mit einer niedrigen »Reizdosis« Östradiol zu stimulieren, um die FSH-Sekretion wieder anzuregen.

Um die physiologischen Verhältnisse so weit wie möglich zu imitieren, ist es ratsam, eine biphasische Rezeptur anzuwenden. Das bedeutet dann auch hier wieder zwei Sorten von Rimkus® Kapseln zu verordnen:

Rezeptbeispiel

Rimkus® Kapseln N (A-Kapsel)

Östradiol natürl. mikron.	0,5 mg
Cholecalciferol (z. B.)	2000 I.E.
Kupferglukonat	0,05 mg
Zinkglukonat	35,0 mg
q.s. Olivenöl	Nr. C

Start nach Erhalt der Kapseln. 10 Tage lang dann 2 x 1 A-Kapsel, danach werden von der folgenden Rezeptur 12 Tage lang 2 x 1 B-Kapsel täglich eingenommen.

Rimkus® Kapseln N (B-Kapseln)

Östradiol natürl. mikron.	0,5 mg
Progesteron natürl. mikron.	100mg

Cholecalciferol	(z. B.)	2000 I.E.
Kupferglukonat		0,05 mg
Zinkglukonat		35,0 mg
q.s. Olivenöl		Nr. C

Es folgen sechs Tage Einnahmepause zur Kontrolle, ob es schon zu einer Abbruchblutung kommt. Sind Sie bitte nicht enttäuscht, wenn es nach einer so kurzen Zeit so gut wie niemals schon zu einer uterinen Blutung kommt. Ansonsten wird der nächste Substitutionszyklus gestartet.

Ausnahmsweise könnte in diesem Fall die Überwachung der Substitution mit einer alleinigen Messung des FSH-Wertes vorübergehend erfolgen. An einem allmählichen Anstieg der Laborwerte für FSH können sowohl Arzt als auch Patientin einen ersten Erfolg der Behandlung erkennen. Und dieser allmähliche Anstieg wird ohne die FSH-Bestimmung im Serum von der Patientin sonst erst bemerkt werden können, wenn es in den 6-tägigen Pausen zu einer Abbruchblutung kommt. Für die Compliance der jungen Patientin ist die Labormessung demnach ein nicht zu vernachlässigender Faktor, die unbedingt erforderliche Geduld aufzubringen, bis wieder spontane physiologische Zyklen auftreten.

Die bewusst unterschwellige Substitution hat bereits für das allgemeine Befinden einen sehr positiven Effekt. Die eigentlich zu niedrigen Substitutionsspiegel sind für den jungen Körper im Vergleich zu dem vorher geherrschten katastrophalen Hormonmangel ein Gewinn und können das Befinden der jungen Frau deutlich verbessern.

Die dringend notwendige Geduld bis zum Eintritt der ersten Abbruchblutung kann nicht zu selten auf eine harte Probe gestellt werden und oftmals viele Monate andauern. Zum Glück geht es oft recht schnell oder es geschieht das krasse Gegenteil, dass nämlich die Hypophyse sich auch nach einer langen Geduldsphase nicht aus ihrer Sekretionsstarre erwecken lässt. Das ist in erster Linie natürlich von der Dauer der angewendeten hormonellen Kontrazeption und dem verwendeten Präparat abhängig.

Leider gibt es immer wieder Fälle, wo die Hypophyse für alle Zeiten die Funktion eingestellt hat, was dann natürlich eine sehr bittere Spätfolge der hormonellen Kontrazeption für die bedauernswerte Patientin bedeutet.

In einem solchen Fall muss man zwangsläufig aufgeben und die Patientin so substituieren, dass sie wenigstens vor den gravierenden Folgen ihres Hormonmangels bewahrt werden kann. Dann werden bei der Behandlung natürlich die oberen Bereiche der von mir empfohlenen Zielkorridore anzustreben sein.

Der Erfolg einer fachgerecht durchgeführten Behandlung ist aber deutlich häufiger!

Wie geht man als Arzt damit um, wenn die Patientin glücklich über ihre erste Abbruchblutung berichtet?

Bewährt hat sich dann, das angewendete Behandlungsschema noch bis zu drei Zyklen unverändert weiterlaufen zu lassen. Dann setzt die Patientin komplett die gesamte Substitution ab und man wartet, ob es in der Folge zu spontanen Blutungen als Zeichen der wieder erwachten hypophysären Aktivität kommt. Jetzt sollten bei den flankierenden Hormonanalysen unbedingt wieder neben FSH auch die Werte für Östradiol und Progesteron zyklusgerecht mitbestimmt werden.

Kommen keine spontanen physiologischen Zyklen in Gang, wird die Behandlung nach obigem Schema erneut für z.B. drei Monate gestartet und erneut kontrolliert, ob spontane Blutungen auftreten. Dieses Vorgehen wiederholt sich so lange, bis die physiologischen Verhältnisse wieder hergestellt werden konnten.

Das ist also eine zum Teil recht langwierige Behandlung, die aber für die junge Frau überaus lohnenswert ist.

Und vielleicht kann uns diese Mühe auch vor Augen führen, welch hohen Preis manche jungen Frauen dafür zahlen müssen, ihre ureigenste Fähigkeit zum Empfangen und Gebären eines Kindes zu unterdrücken und ihre Biologie durch Anwendung einer hormonellen Kontrazeption über längere Zeit zu stören.

3.2.2 Dysmenorrhoe

Unter einer Dysmenorrhoe versteht man Schmerzzustände, die in einer kurzen Periode vorher – aber in der Hauptsache während der Menstruation auftreten. Man denkt dabei in erster Linie an ganz junge Patientinnen, bei denen der Zyklus noch nicht ausgereift ist. Die Ursache sind die noch fehlenden oder sehr unregelmäßig ablaufenden Ovulationen. Es wird wegen der noch gestörten oder ausbleibenden Ovulationen entweder kein oder lediglich ein relativ insuffizienter Gelbkörper ausgebildet. Damit kommt es zwangsläufig zu einer Minderproduktion des wichtigsten Hormons in der zweiten Zyklushälfte, dem Progesteron. In der Folge wird ausreichend proliferierte Uterusschleimhaut nicht oder nur ungenügend in die Sekretionsphase überführt, um als Menstruation aus dem Cavum uteri ausgestoßen zu werden. Der Körper versucht ersatzmäßig durch zum Teil sehr schmerzhafte Kontraktionen der Uterusmuskulatur das Cavum uteri zu reinigen, um es für den nächsten Zyklus vorzubereiten.

Diese (noch) gestörte Endokrinologie ist für das Leitsymptom einer Dysmenorrhoe, die heftigen Schmerzen und die Zyklusunregelmäßigkeiten verantwortlich.

Wenn ich eingangs sagte, dass es sich bei der Dysmenorrhoe vorwiegend um Erkrankungen ganz junger Patientinnen handelt, so muss man der Vollständigkeit halber natürlich auch erwähnen, dass ebenso ältere Frauen, besonders solche, die sich im sogenannten Praeklimakterium befinden, betroffen sein können. Hier wird für die gleiche Symptomatik eher der Begriff »praemenstruelles Syndrom« (PMS) verwendet. Pathophysiologisch liegen aber die gleichen Ursachen wie bei den jungen Frauen zugrunde; nur ist die Symptomatik bei der jungen Frau durch einen noch nicht voll ausgereiften Zyklus bestimmt, während bei der praeklimakterischen Frau die Situation dadurch erklärbar wird, dass sie sich so langsam aus ihrer fertilen Phase verabschiedet. Die jahrelang regelmäßigen Ovulationen verlaufen jetzt nicht mehr in einem erkennbaren Rhythmus ab, um dann etwas später vollends zu versiegen. Gestörte und ausbleibende Ovulationen verursachen wie bei einer jungen Frau enorme Schwankungen in der Synthese von Progesteron.

Die Ursache ist also nahezu identisch, nur dass es auf der einen Seite ein noch gestörter Beginn der fertilen Lebensphase dahinter steckt, wohingegen sich beim PMS das Ende dieses Lebensabschnittes ankündigt.

Es sollte nun niemanden verwundern, dass das therapeutische Konzept in beiden Fällen identisch ist.

Wie gehen wir vor?

Wir können therapeutisch das Problem von zwei ganz verschiedenen Seiten angehen:

a) Berücksichtigung der Tatsache, dass in der Regel anovulatorische Zyklen die Ursache der Schmerzen sind.
b) Ausnutzung des analgetischen Effektes von Progesteron.

Wie ich schon darlegte, liegt der hormonellen Störung in der Jugend ein noch nicht ausgereifter Zyklus zugrunde, der wegen noch nicht regelmäßigen Ovulationen einen Progesteronmangel verursacht.

Dieser ist selbstverständlich durch eine Hormonanalyse in der zweiten Zyklushälfte (ideal um den 21. Tag) zu erkennen.

Schwieriger ist die Situation aber bei erheblichen Regel-Tempo-Störungen, wo ein 21. Zyklustag schwer festzulegen ist. Hier gilt, dass je stärker ausgeprägt ein pathologisches Geschehen ist, es desto weniger auf einen exakten Zyklustag für die Abnahme der Blutprobe zur Analyse ankommt. Der zugrunde liegende Progesteronmangel wäre dann sicher so ausgeprägt, dass die Diagnose auch sichergestellt werden kann, wenn bei der Blutabnahme der Höhepunkt der Gelbkörperphase nicht erfasst wurde.

Ob die erste Zyklushälfte in der Regel schon mit einer ausreichenden Produktion von Östradiol versorgt ist, lässt sich leicht durch eine entsprechende Analytik bei Unklarheiten abklären!

Unser ärztliches Interesse konzentriert sich für die Behandlung dann primär auf die zweite Zyklushälfte. Daher wird in diesem Falle auch nur ein Rezept ausgestellt, welches mit ausreichender Dosierung von Progesteron den Mangel kompensieren kann.

REZEPTBEISPIEL 1:

Rimkus® Kapseln N

Progesteron, natürl. mikron.	100 mg
Cholecalciferol (z. B.)	2500 I.E.
Kupferglukonat	0,05 mg
Zinkglukonat	35,0 mg
q.s. Olivenöl	Nr. C

Therapiestart ist der 7. Tag nach Menstruationsbeginn. Man wartet dann für den Start der Progesteroneinnahme zehn Tage ab, bis die Follikelphase beendet ist.

Die Erfahrung hat gezeigt, dass es für viele Patientinnen doch oft sehr schwierig ist, das Intervall von zehn Tagen einzuhalten, um den optimalen Tag für den Start ihrer Progesteronkapseln nicht zu verpassen. Bewährt hat sich, dass sich die Patientin in eine Tablettendose jeweils für den Monat zehn Schokolinsen als Merkhilfen hinein zählt. Nach deren Aufbrauchen trifft sie genau den Tag zum korrekten Start der Progesteroneinnahme. Die Patientin nimmt ab diesem Zeitpunkt zwölf Tage lang 2 x 1 Kapsel ein.

Es folgen dann sechs Tage Einnahmepause zum Abbluten.

Durch diese Aufteilung entsteht ein der Physiologie angenäherter Zyklus: 6 Tage Menstruation, 10 Tage Schokolinsen, 12 Tage Progesteron = 28 Tage, wie bei einem normalen Zyklus.

Diese Behandlung wird so lange fortgesetzt, bis die Dysmenorrhoe nicht mehr aufritt. Wiederholte Auslassversuche der Progesteronsubstitution sollen den Zeitpunkt anzeigen, ab dem die junge Patientin hormonell sozusagen »auf eigenen Beinen steht«. Bei Misserfolg wird die Substitution nach dem obigen Schema wieder aufgenommen.

Eine zweite Möglichkeit, das ganze Problem anzugehen, basiert auf der Erkenntnis, dass neben seinen vielen wichtigen biologischen Wirkungen das Progesteron auch eine ausgezeichnete analgetische Wirksamkeit besitzt.

So kann beispielsweise eine schwangere Frau infolge ihrer extrem hohen körpereigenen Progesteronproduktion mit diesem »Trick« der Evolution eine Schwangerschaft und die Geburt überhaupt erst einigermaßen schmerzfrei oder wenigstens schmerzarm ertragen.

Diese analgetische Eigenschaft von Progesteron kann man sehr gut bei der Behandlung einer Dysmenorrhoe und auch bei anderen Schmerzsituationen ausnutzen Dabei wird das Progesteron analog einer sonst üblichen analgetischen Behandlung verordnet.

Die Patientin erhält dann z. B. das folgende Rezept:

REZEPTBEISPIEL 2

Rimkus® Kapseln N	
Progesteron, natürl. mikron.	100 mg
Cholecalciferol (z. B.)	1500 I.E.
Kupferglukonat	0,05 mg
Zinkglukonat	35,0 mg
q.s. Olivenöl	Nr. C

Aber: Sobald die Patientin die beginnende Regel verspürt, startet sie mit 2 x 1 Kapsel a 100 mg Progesteron und unterbricht die Behandlung, wenn die Regel einsetzt. Sie kann diese Selbstbehandlung sogar ein bis zwei Tage über diesen Zeitpunkt hinaus fortsetzen, falls die Schmerzen vielleicht anfangs nur gebessert, aber noch unterschwellig vorhanden sind.

Erforderlichenfalls könnte die Patientin bei sehr starken Schmerzen sogar noch eine dritte Kapsel pro Tag einnehmen. Sie wird dann möglicherweise als Preis für die Verbesserung ihrer Schmerzsituation eine vorübergehende Müdigkeit in Kauf nehmen müssen.

Die Patientin beendet ihre Behandlung immer dann, wenn die Regel ohne die gefürchteten Schmerzen abläuft.

Dieses recht einfache Therapieschema hat sich seinerzeit in meiner Praxis sehr gut bewährt.

3.2.3 Habitueller Abort

Unter dem Begriff »habitueller Abort« versteht man das wiederholte Ausstoßen des Embryos in einer frühen Phase der Schwangerschaft (habituell = gewohnheitsmäßig, ständig).

Es ist ein Leiden, das die Schwangere auch psychisch sehr belastet, wird doch die Hoffnung auf ein gesundes Kind jedes Mal durch einen Abort wieder vereitelt.

Pathophysiologisch liegt dem habituellen Abort in den meisten Fällen eine Gelbkörperschwäche zugrunde. Diese führt zwangsläufig zu einer nicht ausreichenden Produktion des Schwangerschaft aufrechterhaltenden Progesterons.

Eine Erklärung für eine nicht hormonelle Ursache des Abortgeschehens könnte die Möglichkeit sein, dass es sich um wiederholte Miss- oder Fehlbildungen des Embryos handelt. Das Abortieren wäre dann sozusagen ein Schutz vor der Geburt eines fehlgebildeten Kindes und somit eine sinnvolle Maßnahme seitens der Evolution. So habe ich in meiner Zeit als wissenschaftlicher Assistent an der Frauenklinik in Kiel relativ häufig fehlgebildete Embryonen im Abortmaterial gefunden.

Eine frühzeitige oder auch vorsorgliche genetische Untersuchung kann heutzutage diese Ursache sicher ausschließen.

Wir konzentrieren uns jetzt im Folgenden auf einen Progesteronmangel als Ursache wiederholter Aborte.

Bei der früher üblichen Substitution mit einem synthetischen Progesteron (Progestin) konnte man allzu oft fehlgebildete Embryonen oder auch fehlgebildete Neugeborene beobachten. Als Erklärung nahm man die oben beschriebene Möglichkeit an, dass sich hinter dem

Abortgeschehen sozusagen ein »Webfehler der Natur« versteckt haben könnte. Ein dann primär eigentlich von Natur aus sinnvoller Abort einer fehlgebildeten Fruchtanlage wurde als unerwünschter »Erfolg« der Substitution mit einem Progestin gedeutet. Es galt dann mehr die Devise, dass man doch lieber »der Natur ihren freien Lauf« lassen sollte, um nicht mit dieser »potenten Behandlung« ungewollt einen sinnvollen Abort zu verhindern.

Leider fanden unsere Wissenschaftler aber nicht die wirklich richtige Erklärung für die Häufung von pathologischen Schwangerschaften. Es waren sicher nicht die primär fehlgebildeten Embryonen, die nun mit einem Progestin »gerettet« wurden, sondern es lag einfach und allein an der Verwendung eines falschen Produktes zur Substitution. Ein Progestin ist eben kein originales Progesteron! Es ist eine Chemikalie mit hormoneller Wirkung, die nicht in den menschlichen Organismus gebracht werden sollte und die Gefahr teratogener Schäden am Embryo heraufbeschwört.

Ein Progestin ist mit hoher Wahrscheinlichkeit eben *kein* Schutzhormon für eine Schwangerschaft, sondern bedeutet eher eine Gefahr für die gesunde Entwicklung eines Embryos. Bekanntlich verdrehen sich ja alle positiven Eigenschaften der körpereigenen und körperidentischen Hormone schon mit einer kleinen chemischen Veränderung der Molekülstruktur in das krasse Gegenteil ihrer Wirksamkeit!

Wenn wir also auch in diesem Falle wieder streng darauf achten, dass auf keinen Fall (!!) Synthetika bei der Behandlung eines habituellen Abortes zum Einsatz kommen, sondern für die Therapie ausschließlich humanidentisches Progesteron anbieten, so hätten wir wieder das ursprüngliche und von der Evolution vorbestimmte Schutzhormon einer Schwangerschaft im Einsatz.

Eine Schwangerschaft mit einem fehlgebildeten Embryo ist gemessen an der Gesamtzahl der Geburten gottlob ein seltenes Ereignis. Und dass sich eine solche Seltenheit auch noch ständig wiederholt (habituell!), ist statistisch in hohem Maße unwahrscheinlich. Die Gefahr, eine Heilbehandlung am falschen Objekt anzuwenden, ist demnach sehr gering. Dennoch sollte die Patientin vor Aufnahme der Substitution auf diese sehr unwahrscheinliche Situation aufmerksam gemacht werden. Hilfreich wäre auf jeden Fall die oben schon erwähnte vorsorgliche genetische Abklärung.

Wie könnten wir vorgehen?

Selbstverständlich steht am Anfang wieder die orientierende Hormonanalyse. Sie umfasst selbstverständlich eine Übersicht über die Produktion von Östradiol, Progesteron und auch Cholecalciferol. Letzteres hat eine sehr große Bedeutung in der Schwangerschaft, um Fehlbildungen bei den Neugeborenen zu minimieren (s. Spitz, »Die Bedeutung von Vitamin D in der Schwangerschaft«).

Das Hauptaugenmerk richtet sich dann auf die Höhe des Progesteronspiegels einer Patientin in der Frühschwangerschaft, denn eine Frau sollte mit der Vorgeschichte habitueller Aborte so früh wie möglich – also idealerweise schon ab dem Zeitpunkt der Diagnosestellung ihrer Frühschwangerschaft zur Behandlung kommen und nicht erst, wenn es in der 10. bis 12. Woche bereits zu uterinen Blutungen gekommen ist.

Bei der Erstanalyse sollte der Progesteronspiegel deutlich über 20 ng/ml liegen, wenn ein intakter Gelbkörper vorausgesetzt werden kann. Ist der Messwert 20 ng/ml oder gar darunter, ergibt sich die Indikation zur Substitution mit bioidentischem Progesteron. Dieses Hormon ist in der Frühphase einer Gravidität ausgesprochen wichtig, um in der Gebärmutter eine hohe und nährstoffreiche Schleimhaut aufzubauen und diese damit für die Einnistung des befruchteten Eies vorzubereiten. Später wird es durch das Schwangerschaft erhaltende Hormon HCG (Humanes Choriongonadotropin) dabei unterstützt. Ein ausreichender Östrogenspiegel sorgt für die optimale Proliferation der Uterusschleimhaut und für eine Auflockerung der Uterusmuskulatur, um das Wachstum des »Brutraumes« zu erleichtern.

Nach der Befruchtung sorgt das HCG dafür, dass der Gelbkörper nach der Ovulation weiterhin aktiv bleibt und die Frühschwangerschaft ausreichend mit Progesteron versorgen kann. Und nur diese relativ kurze Phase können wir substituieren,

Zum Ende des dritten Schwangerschaftsmonats (12. SSW) übernimmt dann die Plazenta die ständig ansteigende Produktion von Progesteron und Östrogen bis zum Zeitpunkt der Geburt. Zu diesem Zeitpunkt werden bereits Hormonspiegel von 90 ng/ml (12. SSW) bis 420 ng/ml (am Ende der Schwangerschaft) für den Erhalt der Schwangerschaft benötigt. Solche Spiegel wird man durch eine Substitution von außen nicht erreichen können.

Das bedeutet, dass die Substitution nach der 12. Schwangerschaftswoche eingestellt werden kann. Nun ist die Plazenta für die Versorgung mit Progesteron verantwortlich. Damit entfällt auch das Problem der vorher bestandenen Gelbkörperschwäche.

Denn diese gestörte Phase in der Frühschwangerschaft hätten wir durch unsere Substitution erfolgreich beherrscht. Der steigende Bedarf an Progesteron im Verlauf der Frühschwangerschaft muss aber durch Dosisanpassungen oder einer Erhöhung der Tagesdosis von 2x1 Kapsel auf z.B. 4x1 Kapsel berücksichtigt werden.

Und so ergeben sich folgende Empfehlungen für eine Substitution:

Die Patientin erhält z.B. das folgende Rezept:

Rimkus® Kapseln N

Progesteron, natürlich, mikron.	150 mg
Cholecalciferol (z.B.)	1500 I.E.
Kupferglukonat	0,05 mg
Zinkglukonat	35,0 mg
q.s. Olivenöl	Nr. C

Die schwangere Patientin startet so früh wie möglich mit der Substitution. Ideal ist der Zeitpunkt unmittelbar nach Feststellung der Gravidität durch den Schwangerschafts-HCG-Test und möglichst vor dem Auftreten der ersten Blutungen, die auf einen neuerlichen Abort hinweisen.

Dabei empfiehlt sich auch hier wieder ein »Einschleichen« in die Behandlung. Die Patientin sollte drei Tage lang nur abends die oben beschriebene Progesteronkapsel einnehmen und geht dann auf die tägliche Einnahme von 2 x 1 Progesteronkapseln pro Tag über. Diese Dosierung wird dann schrittweise dem erhöhten Bedarf in der Frühschwangerschaft angepasst.

Ab der 2. Schwangerschaftswoche kann die Dosis also auf 3x1 Kapseln pro Tag erhöht werden. Zur Orientierung dient das klinische Bild (Blutungen?) und eine flankierende Hormonanalyse. Wobei man sich bei der Beurteilung des Idealbereichs nun nicht an die Empfehlungen in der Abb. 2 hält, sondern als Anhalt die Angaben über die durchschnittlichen Progesteronspiegel einer Schwangeren aus der Literatur orientiert:

Progesteronspiegel in der Schwangerschaft:	
1. Drittel	11,2 ng/ml – 90,0 ng/ml
2. Drittel	25,6 ng/ml – 89,4 ng/ml
3. Drittel	48,4 ng/ml – 422,5 ng/ml

Abb. 3: Durchschnittswerte für Progesteron im Verlauf einer Schwangerschaft

Wenn Sie sich diese Aufstellung anschauen, dann können Sie erkennen, dass wohl ab der 12. SSW der Gelbkörper seine Funktion einstellt, es aber nicht zwingend erforderlich ist, die Substitution komplett einzustellen. Werte von 25ng/ml bis 89 ng/ml können durchaus noch über die orale Zufuhr von natürlichem Progesteron erreicht werden. Sollte die Hormonanalyse weiterhin auf eher niedrige Progesteronspiegel hinweisen, so wäre die Fortsetzung der Substitution über die 12. Woche hinaus noch sinnvoll. Im letzten Drittel einer Schwangerschaft liegen die Werte allerdings so hoch, dass eine orale Zufuhr nicht möglich ist. Bis hier sollte sich das Schicksal der Schwangerschaft längst entschieden haben und die Patientin dank der Substitution auf die Geburt eines gesunden Kindes hin steuern.

3.2.4 Postpartale Depression (PPD)

Die postpartale Depression, früher Wochenbettpsychose genannt, ist eine Form der Depression, die ganz sicher zu den hormonell verursachten Erkrankungen zu zählen ist. Auffällig ist, dass diese Depression in keinem Bezug zu einer äußeren Ursache aus dem Umfeld der jungen Mutter steht. Und es sind sogar oft die ganz besonders gut von der Familie und Freunden »behüteten« Wöchnerinnen, die unter den heftigsten Formen dieser Depression leiden.

Wenn Sie sich die enorm hohen Werte für Östradiol, Östriol und Progesteron zum Zeitpunkt der Geburt anschauen, so können Sie sicher leicht verstehen, dass es mit der Geburt des Kindes und dem Ausstoßen der Plazenta innerhalb kürzester Zeit zu einem dramatischen Abfall der Hormonwerte im Serum kommt. Dieses Defizit wird zusätzlich noch durch das »Stillhormon« Prolaktin befeuert, das mit dafür sorgt, dass der Spiegel der Sexualhormone während der Stillzeit im untersten Bereich angesiedelt bleibt. Das ist insofern von der Evolution sinnvoll gedacht, weil damit gesichert ist, dass es so gut wie unmöglich ist, dass die Frühaufzucht des Neugeborenen durch eine zu schnell folgende erneute Schwangerschaft gestört wird. Im Normalfall besteht ja während der Stillphase eine Amenorrhoe, deren Ursache in dieser hormonellen Situation zu suchen ist.

Da der Absturz des Progesterons postpartal von nahezu 450 ng/ml (das sind dann umgerechnet 450.000 pg/ml!) auf Werte günstigstenfalls um 10 ng/nl (= 10.000 pg/ml) erfolgt, ist die pathophysiologische Hauptursache für die PPD logischerweise ebenfalls durch den plötzlichen Progesteronmangel bedingt und zeigt uns damit auch gleich das therapeutische Management, um diese Depression zu beherrschen.

Wir werden uns daher folgerichtig auf die Substitution mit natürlichem Progesteron konzentrieren. Es ist klug, nicht auch noch möglicherweise desolate Östrogenspiegel zu substituieren, weil damit die Gefahr besteht, dass diese Substitution zum Abstillen Anlass geben kann und es bei einem männlichen Neugeborenen nicht opportun ist, Östrogen zu substituieren, welches über die Muttermilch zum Neugeborenen gelangen kann. Wenn es sich bei dem Neugeborenen aber um ein Mädchen handelt, so könnte bei nachgewiesenem extremen Östrogenmangel auch an eine kleine »Stützdosis« Östradiol gedacht werden, um den antidepressiven Effekt der Behandlung zu verstärken.

Wenn es bei gleichem Mechanismus zu einem Übergang von Progesteron auf die Muttermilch kommt, so wird es auf jeden Fall immer eine kleine Menge bleiben, die auf den Knaben (und natürlich auch auf ein Mädchen!) über die Muttermilch übertragen wird.

Denn vor ganz kurzer Zeit hat der gleiche Säugling noch unter den extrem hohen Werten im mütterlichen Blut gestanden und diese exorbitante Menge bestens vertragen. Hier müssen wir uns als Therapeuten also

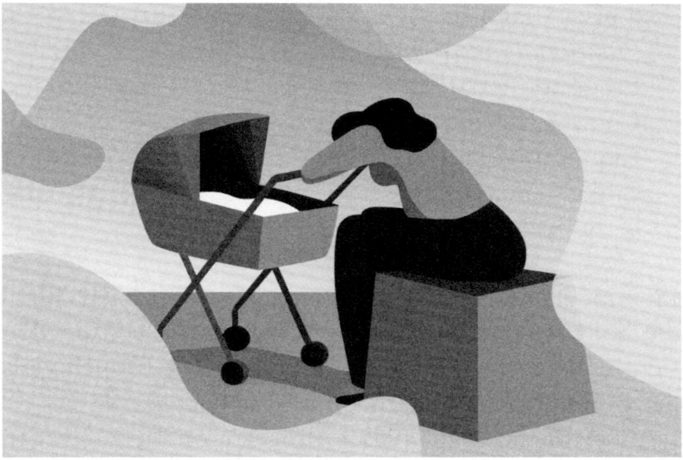

keine zusätzlichen Sorgen machen. Und wie es die Erfahrung lehrt, ist auch nicht zu befürchten, dass diese Substitution das Stillen negativ beeinflussen wird.

Und somit haben wir uns bereits das therapeutische Konzept erarbeitet!

Üblicherweise erfolgt die Behandlung einer PPD durch einen Psychiater mit der Verordnung von Psychopharmaka. Ein solches Vorgehen ist aber oftmals von schweren Nebenwirkungen begleitet und es verbietet sich in der Regel, dass die betroffene Frau weiterhin ihr Baby stillt. Das sind wichtige Argumente, die eher für eine ursächliche hormonelle Behandlung sprechen. Denn die Ursache der PPD ist ja mit Sicherheit nicht etwa ein Mangel an Psychopharmaka im Körper einer Wöchnerin, sondern die Ursache liegt in der Physiologie des Schwangerschaftsendes mit der Geburt, dem Ausstoßen der Plazenta und dem darauf folgenden dramatischen Hormondefizit.

Wir nutzen bei der Substitution die enorme antidepressive Wirkung von Progesteron therapeutisch aus, indem wir »recht großzügig« bei der Dosierung vorgehen:

2 bis 3 x täglich:	
(Östradiol natürl. mikron.	*0,5 mg (?)*
Progesteron natürl. mikron.	100–120 mg
Cholecalciferol	2000 I.E.
Kupferglukonat	0,05 mg
Zinkglukonat	35,0 mg
q.s. Olivenöl	Nr. C

Eine möglicherweise aufkommende Schläfrigkeit durch die hohen Substitutionsspiegel wird meist von der Patientin gar nicht beklagt (Ein Effekt, den z. B. auch viele der gebräuchlichen Psychopharmaka haben).

Aber auch, wenn dieser Progesteroneffekt eintritt, wird dies die Patientin als wohltuend empfinden, um über einen guten Schlaf auch ihr seelisches Gleichgewicht wieder zu erlangen.

Erfahrungsgemäß ist die Symptomatik in wenigen Tagen beherrscht.

Es sollte aber die Substitution dann nicht sofort wieder abgesetzt werden, weil ja die Ursache des Progesteronmangels damit nicht beseitigt wurde. Sicher wird man dann auf eine niedrigere Erhaltungsdosis von 2x100 mg Progesteron pro Tag oder vielleicht sogar auf nur eine einzige abendliche Gabe von 100 mg Progesteron übergehen können. Das ist, wie bei all diesen therapeutischen Maßnahmen, immer eine höchst individuelle Angelegenheit.

3.2.5 Anorexia nervosa

Bei einer Anorexia nervosa (Magersucht) wird sicher kein Therapeut sofort an eine hormonelle Ursache oder an eine Substitutionsbehandlung mit Hormonen denken. Und dennoch liegt in der ganzen Symptomatologie ein eklatanter Hormonmangel, gut versteckt in der allgemeinen desaströsen Symptomatologie dieser schwer betroffenen jungen Frauen.

Man sollte nicht vergessen, dass es sich bei dieser Erkrankung um eine höchst lebensbedrohliche Erkrankung meist junger Frauen handelt, wo am Anfang sicher nicht ein Hormonmangel steht.

Das ist auch der Grund, warum die Gynäkologin oder der Gynäkologe diese Patienten kaum in der Sprechstunde sehen wird, weil bei den Patientinnen und den Angehörigen die Symptome dieser schweren Erkrankung meist im Bereich der Inneren Medizin (hochgradige Ernährungsstörung!) gesehen werden.

Die Häufigkeit wird in der Literatur mit 0,5 bis 1 Prozent angegeben, Tendenz: zunehmend!

Und es sind in der Mehrzahl junge Mädchen im Alter von 14 bis 18 Jahren, die an dieser schweren Essstörung leiden. Nur in Ausnahmefällen sind auch junge Männer betroffen; man nennt das Krankheitsbild dann Manorexie.

Geprägt wird diese lebensbedrohliche Störung anfangs mit der Anwendung einer Diät, um eine für das Individuum gefühlt unschöne (angebliche) Übergewichtigkeit zu normalisieren. Diese Diät wird dann bis ins Groteske gesteigert, wobei sich das persönliche Schönheitsideal zunehmend hin zum absolut kachektischen Erscheinungsbild verschiebt.

Bis zu diesem Zeitpunkt basiert das Krankheitsgeschehen allein auf einem pathologischen Essverhalten, ist also vorwiegend ein psychisches Problem mit einer erheblich gestörten Selbstwahrnehmung. Denn während das Umfeld der Betroffenen in großer Sorge um die Gesundheit der Kranken ist und keineswegs Freude an dem ausgemergelten Körper erkennen lässt, findet sich die Betroffene zunehmend attraktiv und lebt in dem Bestreben, ihr Körpergewicht noch weiter zu reduzieren. Ein BMI von 18,5 ist dann keine Seltenheit mehr!

Infolge der restriktiven Nahrungsmittelzufuhr und einer oft damit vergesellschafteten Bulimie, konzentriert sich die Patientin oft ganz besonders auf das Vermeiden jeglicher Fettzufuhr. Es entwickelt sich allmählich eine so genannte Notstandsamenorrhoe, weil dem Körper der Magersüchtigen die Grundsubstanz für die Hormonsynthese, das Cholesterin, zunehmend fehlt. Zusätzlich wird die Funktion der Leber durch den extremen Hungerzustand gestört, was ihre Syntheseleistung in Bezug auf die Eigenproduktion von Cholesterin und SHBG zusätzlich vermindert.

Ab diesem Zeitpunkt sattelt sich also auf das ganze pathologische Krankheitsgeschehen noch ein zunehmender Hormonmangel auf, wo dann besonders die Sexualhormone Östradiol und Progesteron, aber sicher auch die Bildung von Aldosteron sowie der Glukokortikoide in der NNR betroffen sind.

Die junge Patientin hört quasi auf, eine Frau zu sein!

Aus dem immer stärker werdenden Hormonmangel entwickelt sich ein Teufelskreis von weiter belastenden Störungen, die nun zusätzlich durch den Mangel an Östrogen und Progesteron verursacht sind. Das Auftreten schwerer Depressionen konterkariert die Bereitschaft, sich ärztlich helfen zu lassen. Die Auswirkungen des Hormonmangels bedeuten zusätzlich eine Gefahr für das Herz-Kreislauf-System, sodass sich schleichend eine höchst lebensbedrohliche Situation entwickelt, aus der die Patientin nur herauskommt, wenn es dem Arzt gelingt, sie für eine Hormonanalyse und nachfolgender Substitution bereit zu machen.

Ab jetzt gehört die Patientin dringend in die gynäkologische Praxis! Dort müssen allerdings gute Kenntnisse in der Anwendung bioidentischer Hormone vorhanden sein, was leider nicht immer vorausgesetzt werden kann. Wenn in einer solchen Situation aus Unkenntnis über die Unterschiede von chemischen Derivaten und natürlichen Hormonen vielleicht auch noch Synthetika (»Pille«) verordnet werden, so wird dadurch das kardiovaskuläre Risiko der Patientin weiter erhöht und die Depressionen bleiben unbehandelt. Das wäre ein verhängnisvoller Fehler, der das Schicksal dieser Patientin mit großer Wahrscheinlichkeit besiegeln würde.

Ideal wäre eine intensive Zusammenarbeit eines erfahrenen und mit dem Umgang von bioidentischen Hormonen versierten Endokrinologen mit einer internistischen Praxis. Dann kann die Behandlung auf zwei Schienen laufen. Der Internist versucht, die Essstörung zu durchbrechen und der Gynäkologe bzw. Endokrinologe substituiert den desolaten Hormonmangel. Dabei ist es klug, wenn in der gynäkologischen Praxis die Patientin nicht erneut ermahnt wird, doch endlich wieder normal zu essen. Mit dieser Aufforderung, die eine solche Patientin zur Genüge – insbesondere von den Angehörigen – zu hören bekommt, verlieren Sie nicht nur die notwendige Compliance, sondern oft sogar die junge Frau als Patientin.

Wenn es gelingt, die Patientin zur Substitution zu bewegen, dann haben Sie gewonnen!

Sobald die Depression beherrscht ist, wendet sich das Blatt und die Patientin hat auch wieder Freude am »Frausein«. Die erste Regel, die unter der Substitution von der Patientin als durchaus positiv erlebt wird, bedeutet für sie und ihrem Arzt ein sicheres Zeichen, dass sie auf dem Weg der Besserung ist. Gar nicht zu selten steht da ein »Prinz« im Hintergrund, für den diese junge Frau wieder schön sein möchte ...

Alle Maßnahmen zusammen genommen bedeuten dann ohne Übertreibung, dass hier das Leben einer jungen Frau gerettet werden konnte! Der Weg dorthin verlangt von allen Helfern ein sensibles Vorgehen und auch eine Portion psychologisches Geschick.

Das anzustrebende Ziel der therapeutischen Bemühungen ist dann:

1. Aufsättigung des desolaten Hormonmangels
2. Verhinderung der Folgen eines nachgewiesenen Hormonmangels
3. Die Patientin aus ihrer tödlichen Gefahr zu befreien
4. Neuen Lebensmut zu schenken

Wie gestaltet sich der Therapieplan?

Selbstverständlich erfolgt kein Start der Substitution ohne eine orientierende Startanalyse. Selbst wenn von vornherein klar ist, dass ein schwerer Hormonmangel vorliegt, benötigt der Therapeut die Primäranalyse, um auf dieser Grundlage die Dosierungen für die Erstverordnung zu bestimmen und bei den Kontrollen zu erkennen, wie weit sich die Patientin unter der Substitution bereits von den desolaten Ausgangswerten zum Guten entfernt hat. Dabei ist der Tag der Blutentnahme bei einer bestehenden Amenorrhoe unbedeutend.

Es ist klug, in zwei Dosierungsschritten vorzugehen:

STARTREZEPT:

Rimkus® Kapseln N (A-Kapsel)

Östradiol natürl. mikron.	0,5 mg
(Diese Dosis wird im zweiten Schritt nach 3 Monaten gesteigert)	
Cholecalciferol z. B.	2000 I.E.
Kupferglukonat	0,05 mg
Zinkglukonat	35,0 mg
q.s. Olivenöl	Nr. C

Start nach Erhalt der Kapseln bei Amenorrhoe.
10 Tage lang 2 x 1 Kapsel

Danach werden von der folgenden Rezeptur 12 Tage lang ebenso 2 x 1 Kapsel / die eingenommen.

Rimkus® Kapseln N (B-Kapsel)	
Östradiol natürl. mikron.	0,5 mg
(Dosis wird nach 3 Monaten im zweiten Schritt gesteigert)	
Progesteron natürl. mikron.	100 mg
Cholecalciferol	2000 I.E.
Kupferglukonat	0,05 mg
Zinkglukonat	35,0 mg
q.s. Olivenöl	Nr. C

Sie erkennen, dass hier eine der Physiologie am nächsten kommende Substitution durchgeführt wird, indem in der ersten Zyklusphase zum Aufbau einer Gebärmutterschleimhaut nur Östradiol in der A-Kapsel ist, wohingegen in der zweiten Zyklushälfte mit der B-Kapsel das Progesteron hinzukommt.

Nach diesem Einnahmezyklus erfolgt eine 6-tägige Pause um eine Abbruchblutung zu ermöglichen. Danach folgen regelmäßig weitere Behandlungszyklen.

Bei sehr schweren Fällen der Anorexie kann es bis zu einem halben Jahr dauern, bis in der einnahmefreien Zeit eine erste Blutung erfolgt, die dann von der Patientin begeistert registriert wird.

Es ist nicht übertrieben wenn ich an dieser Stelle betone, dass ohne das zusätzliche Konzept eines Hormonausgleichs die Prognose einer Anorexie-Patientin sehr viel schlechter ist!

3.2.6 Multiple Sklerose

Bei Wikipedia finden wir als Definition der multiplen Sklerose den Satz:

Die MULTIPLE SKLEROSE *(MS) oder Encephalomyelitis disseminata (ED) ist eine autoimmune, chronisch-entzündliche neurologische Erkrankung mit unterschiedlichen Verlaufsformen*

Die pathophysiologische Grundlage ist der Angriff der Autoimmunzellen auf die Myelinscheiden der Nervenbahnen. Dieser Prozess kann in allen Bereichen des ZNS ablaufen, was in dem Ausdruck »multiple« verdeutlicht wird. Der Anteil der Frauen überwiegt deutlich den der Männer.

Die Basis der Therapie besteht unter anderem auf der Verwendung von Beta-Interferon-Präparaten und auf die Transplantation von Stammzellen. Zusätzlich werden noch eine ganze Reihe weiterer Präparate mit zum Teil nicht unerheblichen Nebenwirkungen angeboten.

Deutlich erkennbar ist bei den betroffenen Patienten eine Tendenz zu komplementären Therapieangeboten. Aber auch aus diesem Bereich kann keine endgültige Heilung versprochen werden.

Im Jahr 2019 ist die multiple Sklerose trotz intensiver Bemühungen der Forschungszentren bislang nicht endgültig heilbar.

Aus dieser Tatsache heraus sehe ich die Überlegung gerechtfertigt, weiterhin nach neuen Wegen zu suchen und zu prüfen, ob das Krankheitsgeschehen z. B. durch eine Gabe von Vitamin D und/oder Progesteron positiv zu beeinflussen wäre.

Über die erfolgreiche Anwendung von hohen Dosen Vitamin D berichtet J. Spitz. (J. Reichrath, B. Lehmann, J. Spitz: Vitamin D Update 2012). Diesem Forscherteam fiel die auffällige Korrelation der Erkrankungshäufigkeit einer MS in Gebieten hohen Vitamin-D-Mangels auf der Welt auf. Den beobachteten therapeutischen Effekt einer Anwendung von Vitamin D (Cholecalciferol) auf das Krankheitsgeschehen begründet das Forscherteam durch seine immunmodellierende und antiinflammatorische Wirksamkeit.

Wenn aus der Physiologie bekannt ist, dass Progesteron neben seinem sehr weit gefächerten Wirkspektrum auch eine schützende Wirksamkeit auf die Myelinscheiden (Schwann`schen Scheiden) der Nervenbahnen hat, so liegt die Überlegung nahe, dieses wichtige Sexualhormon bei einem Krankheitsgeschehen einzusetzen, welches ja durch den Untergang der Myelinscheiden verursacht wird.

Da die Erfahrung uns gelehrt hat, dass selbst sehr hohe Dosen von Progesteron keine folgenschweren Nebenwirkungen nach sich ziehen, ist es dann folgerichtig, dieses Hormon additiv zu den vorhandenen Therapieprogrammen als einen sog. *individuellen Heilversuch* anzuwenden. Ich erinnere in diesem Zusammenhang an die extrem hohen Wirkspiegel von Progesteron gegen Ende einer Schwangerschaft, die weder negative Auswirkungen auf das Ungeborene noch auf die Mutter haben, ja, Progesteron sich im Gegenteil als ein Schutzhormon für eine gesunde Schwangerschaft erweist.

In diesem Zusdammenhang sind die Beobachtungen von Nadjafi-Triebsch interessant. Offensichtlich kommt es während der Schwangerschaft oft unter den extrem hohen Spiegeln für Progesteron zu einer völligen Remission einer MS. Der Hormonabsturz post partum beendet die hormonelle Unterdrückung der MS Symptomaytologie. Die Forscherin deutet den protektiven Effekt des Progesterons in der Schwangerschaft als Hemmung der Metalloproteasen, die durch den Progesteronmangel post partum erneut aktiviert werden.

Diesem Gedankengang folgend beschloss ich, Progesteron bei zwei meiner Patientinnen additiv zur bisherigen Behandlung einzusetzen.

Bei meiner eigenen, mit nur zwei Fällen sehr kleinen Klientel habe ich nach gewissenhafter Aufklärung der Patientinnen einen individuellen Heilversuch mit Progesteron gestartet. Bei beiden Patientinnen waren die Analysenwerte für Progesteron auffällig niedrig, was für mich eine zusätzliche Legitimation für diesen individuellen Heilversuch war.

Der Therapieerfolg war für die Patientinnen und für mich beeindruckend. Ich habe darüber aber seinerzeit in der medizinischen Öffentlichkeit nicht berichtet, um mir weitere zusätzliche Anschuldigungen von Kritikern meiner Methode zu ersparen, der ich aus mir bis heute unverständlichen Gründen seit der Vorstellung meiner Methode in der medizinischen Öffentlichkeit ausgesetzt bin .

Ich hatte auch keine weiteren eigenen Fälle mehr, um das in kleiner Zahl bewährte Konzept auf eine größere Klientel zu erweitern.

Ab 2012 habe ich im Rahmen unserer Seminare des Hormon-Netzwerkes meine Erfolge in persönlichen Gesprächen und in einem speziellen Seminarkapitel erwähnt. Die Rückmeldungen bei Kolleginnen oder Kollegen, die meinen Überlegungen folgten, waren überwiegend positiv. Besorgniserregende Nebenwirkungen wurden erwartungsgemäß weder bei meinen eigenen Patientinnen noch bei den individuellen Heilversuchen aus dem Kollegenkreis beobachtet. Diese komplementäre Anwendung sollte aber stets mit der zusätzlichen Gabe relativ hoher Dosen von Cholecalciferol (Vitamin D) kombiniert werden, um den positiven Effekt dieses Steroidhormons (»Sonnenhormon«, J. Spitz) zusätzlich für die Therapie zu nutzen.

Ob durch diese additiven Maßnahmen das Krankheitsgeschehen geheilt werden kann, muss die Zukunft zeigen. Eine Verschlechterung des Leidens konnte in keinem Fall beobachtet werden. Eine Verbesserung des bedauernswerten Zustandes ist für die Betroffenen aber in jedem Fall bereits ein großer Gewinn.

Wie gestaltet sich das therapeutische Konzept?

Auch hier steht eine orientierende Hormonanalyse wieder an erster Stelle. Dabei verschafft man sich einen Überblick über die Serumspiegel von Östradiol, Progesteron und Vitamin D (Cholecalciferol). Es dürfte nicht verwunderlich sein, wenn bei noch jungen Patienten diese Werte noch in den von mir angegebenen Normalbereichen liegen oder nur knapp darunter. Es handelt sich ja hier auch nicht in erster Linie um eine reine Substitutionsbehandlung, sondern bei der MS sollen die Hormone therapeutisch mit höheren Dosierungen als wir es von der üblichen Substitution der Wechseljahre her kennen, eingesetzt werden. Das Progesteron hier also vorwiegend als Medikament verordnet! Das bedeutet, dass wir nun die oberen Grenzwerte aus Abb. 2 anstreben und nach der Gewöhnungsphase diese sogar überschreiten können. Hier weicht man von dem üblichen Grundprinzip ab: substituiert wird nur das, woran ein Mangel herrscht.

Wir möchten also den Schutz der Schwann`schen Scheiden mit hohen Progesterondosen verstärken und mit ebenso hohen Dosen von Cholecalciferol den antiinflammatorischen Effekt beider Hormone und die immunmodellierende Wirksamkeit von Vitamin D nutzen.

Als Startrezept für eine Frau käme in Betracht:

Startrezept

Rimkus®- Kapseln N

(Östradiol, natürl. mikron. je nach Analyse)	z. B. 0,5mg
Progesteron, natürl. mikron.	150 mg

Cholecalciferol	2500 I.E.
Zink-D-glukonat	35 mg
Kupferglukonat	0,05 mg
q. s. Olivenöl	Nr. CC

Gestartet wird mit einer Verordnung von drei Tage *1 x 1 Kapsel*. Dann erfolgt der Übergang auf *2 x 1 Kapsel*. Nach einer Woche kann, wenn bisher die Verträglichkeit der Behandlung problemlos war (quälende Müdigkeit = Progesteron?) auf die Einnahme von *3x täglich* einer Kapsel ein Stadium der Behandlung erreicht sein, dass nun *bei Männern*, allerdings dann mit einer viel kleineren Dosis Östradiol von z. B. 0,2 mg, kontinuierlich bis zur ersten Laborkontrolle im 3. Behandlungsmonat beibehalten werden kann.

Bei jungen Frauen sollte nach 22 Tagen der Einnahme zunächst immer eine einnahmefreie Zeit von sechs Tagen zum möglichen Abbluten der proliferierten Uterusschleimhaut eingehalten werden. Erst wenn es in diesen einnahmefreien Pausen nicht mehr zu uterinen Blutungen kommt, könnte die Pause weggelassen werden, da die relativ hohe Progesterondosis langfristig die Blutungsbereitschaft unterdrückt.

Ein nachgewiesener deutlicher Östradiolmangel sollte selbstverständlich bei der Rezeptur bei beiden Geschlechtern berücksichtigt werden, wobei dann, je nach Geschlecht und Ausmaß des Mangels, auch die notwendige Dosis an Östradiol mit in die Kapsel kommen soll. Dann allerdings benötigen diese Patienten für die 3. Tagesdosis eine extra Verordnung, die kein Östradiol enthält, weil die Gefahr bestünde, dass die Spiegel für Östradiol im Serum unnötig hoch ansteigen. Also in diesem Fall dann:

Morgens 1 Kapsel mit den Hormonen Östradiol, Progesteron und Vitamin D; *mittags* eine Verordnung ohne den Östradiolanteil und *abends* dann wieder die Kombination mit allen drei Hormonen.

Wenn ein gutes Ansprechen auf diese Behandlung beobachtet wird, kann bei der nächsten Rezeptur die Kapseldosis für Progesteron noch weiter – auf etwa 200 mg pro Kapsel –angehoben werden.

Eine sehr schwere Entscheidung ist es, wie lange man diese Behandlung durchführen sollte.

Das richtet sich in erster Linie nach den erzielten Erfolgen und der Frage, wie weit die Frau oder der Mann sich durch diese Behandlung wegen einer deutlichen Müdigkeit (Progesteronwirkung!) eingeschränkt fühlen. Ich möchte vorschlagen, das Behandlungskonzept aber so lange wie möglich anzuwenden.

Möglich wäre, nach Eintreten des erwünschten Erfolges für eine Langzeitbehandlung die Kapseldosis leicht abzusenken. Hierfür wird dann von beiden Seiten therapeutisches Geschick und Feinfühligkeit benötigt.

Abschließend möchte ich ausdrücklich betonen, dass das hier vorgestellte komplementäre Behandlungskonzept bei einer MS zum jetzigen Zeitpunkt noch keine Heilung versprechen kann. Bislang konnte aber beobachtet werden, dass sich für diese Erkrankung typischen Intervalle mit Schüben und Remissionen deutlich zugunsten der Remissionen verschoben haben.

3.2.7 Endometriose

Das Konzept einer komplementären Behandlung der Endometriose ist so absolut konträr zu den gängigen Behandlungsrichtlinien, dass sich bei den Leserinnen und Lesern in diesem Kapitel wohl die stärksten inneren Widerstände regen werden, ist doch das »schulmedizinische« Prinzip einer Behandlung dieses immer häufiger werdenden Krankheitsbildes, die Eierstockfunktion einer betroffenen Frau für möglichst ein Jahr vollständig zu unterdrücken.

Dazu wird gern das synthetische GnRH verwendet, das z.B. auch bei Triebtätern zur Unterdrückung des Geschlechtstriebes angewendet wird. Vom Testosteronabkömmling Winobanin® ist man inzwischen abgekommen, weil die Rate der Therapieabbrüche wegen zu starker Nebenwirkungen zu hoch war.

Ziel ist es, die Patientinnen für mindestens ein Jahr mit einer antihormonellen Behandlung in künstliche Wechseljahre zu versetzen. In der Mehrzahl der Fälle ist dieses Konzept mit heftigsten Symptomen der iatrogen erzeugten Wechseljahre verbunden. Während meiner ärztlichen Tätigkeit als wissenschaftlicher Assistent einer großen Universitätsklinik habe ich immer miterlebt, dass von diesem Grundprinzip trotz erheblicher Nebenwirkungen nicht abgewichen wurde.

Für die Unterdrückung der ovariellen Funktion bei der herkömmlichen Behandlung kommen verschiedene Substanzen zum Einsatz, so zum Beispiel die Verordnung eines GnRH Analogons oder die kontinuierliche Einnahme eines hormonellen Kontrazeptivums. Oft wird auch zusätzlich (oder allein) ein künstliches Progesteron (Progestin) verordnet, das ja bekanntlich dann keine Substitution von Progesteron, sondern eine gegenteilige Wirkung dieser »Chemikalie mit hormoneller Wirkung« bedeutet. Mit diesem Behandlungskonzept unterliegt die Patientin aber den nicht unerheblichen Risiken und Nebenwirkungen einer Behandlung mit Synthetika und dem iatrogen erzeugten Hormonmangel.

Daneben existieren noch Behandlungsversuche bei minder schweren Formen mit einer alleinigen analgetischen Therapie oder einer psycho-somatischen Behandlung.

Eine feste Säule der Behandlung ist auch die operative Entfernung der im Körper verstreut liegenden Endometrioseherde. Diese ist selbstverständlich nicht risikofrei, insbesondere, wenn die Herde etwa auf dem Blasendach, in Ureternähe oder auf der Darmwand angesiedelt sind und dort elektrisch koaguliert werden.

Demgegenüber propagiere ich nicht eine vorübergehende chemische Kastration der betroffenen Frauen, sondern absolut gegenteilig, die *Substitution* von erniedrigten Werten mit bioidentischem Östradiol und Progesteron!

In der Literatur finden wir auch aus dem Bereich der Naturheilkunde erfolgversprechende Konzepte (s. H. P. Volkmann) einer Endometriosebehandlung ohne die Forderung nach einer passageren Kastration.

PATHOPHYSIOLOGIE:

Das allgemein übliche therapeutische Konzept einer Endometriosebehandlung fußt auf der Annahme, dass es sich pathophysiologisch um »versprengtes« Endometrium handelt, das in kleinen Inseln im Körper der Frau verstreut, dem Rhythmus des weiblichen Zyklus unterworfen ist. Da es in diesen Herden aber keine Abflussmöglichkeit für das aufgestaute Blut gibt, entwickeln sich typische, mitunter sehr schmerzhafte »Blutblasen«.

Den Zyklus auszuschalten, soll dann ein Eintrocknen oder Veröden der Bezirke zur Folge haben. Leider »leiden« darunter nicht nur die Krankheitsherde, sondern unvermeidbar auch die betroffenen Frauen!

Über den Mechanismus der Entstehung der Endometrioseherde, die sogar weit außerhalb der Genitalregion im Körper anzutreffen sind, gibt es bislang keine eindeutigen Erklärungen. Für mich am einleuchtesten ist die Theorie, dass es sich möglicherweise um eine Entartung (gutartig? bösartig?) von Stammzellen handelt, die die Funktion einer Uterusschleimhaut übernehmen. Und da sich Stammzellen überall im menschlichen Körper befinden, wäre auch die enorm weite Streuung der Herde damit gut erklärbar. Ebenso erklärbar wäre das Auftreten eines endometrialen Ovarialkarzinoms, welches aus den entarteten Herden im Ovar hervorgeht. Diese Tatsache unterstreicht den Tumorcharakter der Endometriose, bis hin zur bösartigen Entartung.

Es wird beobachtet und beschrieben, dass sich die Frauen mit einer Endometriose in den Fertilitätszentren häufen. Man schließt daraus, dass es sich bei dieser Erkrankung offensichtlich auch um ein Fertilitätshindernis handelt.

Offen bleibt die Frage, ob die Endometriose per se ein Hinderungsgrund für eine Schwangerschaft bedeutet, oder ob nicht vielmehr ein bestehendes Hormondefizit nicht nur die Ursache der Fertilitätsstörung ist, sondern auch die Ursache für die tumoröse Entartung der Stammzellen bedeutet.

Wir kennen ja die Häufung von Tumorerkrankungen, wie das Mammakarzinom oder das Prostatakarzinom, welches infolge einer Destabilisierung der körpereigenen Immunabwehr erst durch den zunehmende Hormonmangel im höheren Alter auftritt.

Gerade diese beiden Krebsarten gibt es so gut wie niemals in der Blüte der körpereigenen Hormonproduktion oder bei ungestörter endokriner Leistung.

Es könnte daher auch bei der Endometriose der Hormonmangel sein, der die Immunabwehr destabilisiert und zur einer gutartigen oder sogar krebsigen Entartung der Stammzellen führt. Und dann wäre die Kinderlosigkeit eher die Folge des gestörten Hormonhaushaltes, wie eben die Endometriose selber – Also eine Folge des Hormon*mangels*.

Das jedenfalls waren für mich logisch nachvollziehbare Überlegungen, einen komplett anderen Weg bei der Behandlung der Endometriose zu versuchen und den jungen Frauen nicht eine Kastration zu verordnen, sondern im Gegenteil, einen nachgewiesenen Hormonmangel zu substituieren.

Während meiner klinischen Tätigkeit konnte ich zur Genüge beobachten, wie unverträglich und auch relativ unwirksam die Konzepte der modernen Medizin sind und wie die Frauen unter der üblichen Behandlung in hohem Maße an den Auswirkungen des iatrogenen Hormonmangels leiden.

Ein trauriges Beispiel für die Unverträglichkeit der modernen Therapiekonzepte ist eine Email, die mich während der Arbeit an diesem Buch erreichte und die ich hier in Auszügen zitieren möchte:

> *Seit ca. 5 Jahren leide ich an einer stark ausgeprägten Endometriose 4. Grades. Im Januar 2019 wurde ich daher operiert und habe 30 cm Dickdarm verloren. Ich bin seitdem gezwungen, Hormone in Form der Visanne* (es handelt sich dabei um das Synthetikum Dienogest, also ein Progestin. Anm. des Verfassers) *einzunehmen. Diese vertrage ich leider überhaupt nicht. Ich bin kaum noch arbeitsfähig, da mir permanent übel ist und ich an starkem Schwindel leide. Dazu kommen neuerdings depressive Gedanken und die Neigung zu Thrombose.*
>
> *Daher ist meine Frage an Sie, ob es für mich eine Möglichkeit gibt, auf die chemischen Hormone zu verzichten und stattdessen auf biologische Hormone* (gemeint sind hier bioidentische bzw. humanidentische Hormone. Anm. des Verfassers) *umzusteigen.*

Wie Sie an dieser recht typischen Email gut erkennen können, hat sich schon ziemlich weit herumgesprochen, dass es eine sinnvolle Alternative zum Konzept der Schulmedizin gibt. Und es kann sich jede Ärztin und jeder Arzt glücklich schätzen, wenn er einer so leidenden Frau eine wirksame Alternative anbieten kann, die nicht nur Heilung verspricht, sondern auch das bedrückende Beschwerdebild nahezu augenblicklich zum Verschwinden bringen kann. Und vielleicht wird mit dieser Substitution sogar eine Prophylaxe eines sonst drohenden endometrioiden Ovarialkarzinoms verknüpft.

Mir ging es zu Beginn meiner eigenen Bemühungen für diese stark leidenden Patientinnen in erster Linie darum, die quälenden Symptome zu beseitigen und die Frauen aus den Risiken ihres Hormonmangels zu führen, also unter anderem Thrombosen, Embolien, Herzinfarkte, Schlaganfälle, Arteriosklerose, Osteoporose oder vorzeitige Demenz.

Da ich noch zusätzlich durch Endoskopie kontrollierte Heilerfolge in Bezug auf die Endometrioseherde beobachten konnte, habe ich fortan das bis dato von der Wissenschaft empfohlene Behandlungskonzept nicht mehr angewadt. Auch heute noch wird in den entsprechenden Leitlinien zur Behandlung einer Endometriose die Substitution mit bioidentischen Hormonen leider nicht erwähnt.

Wie kann man sich den Therapieeffekt auf die Endometrioseherde durch die Substitution mit bioidentischen Hormonen erklären?

Zur Hilfe kommen zwei Beobachtungen aus der Praxis:

Wenn Patienten aus eigener und selbstverantwortlicher Entscheidung heraus bei einem Mammakarzinom oder auch Prostatakarzinom statt der üblichen Hormonblockade einen nachgewiesenen Hormonmangel substituieren und die übliche Hormonblockade ablehnen, so konnte ich bei meinen Patienten (und auch bei Rückmeldungen aus dem Kreis des Hormon-Netzwerkes) durchweg nur positive Beeinflussungen des Tumor- oder Metastasenwachstums beobachten. In *keinem Fall* konnte bei der palliativen Verwendung bioidentischer Hormone ein Anfeuern das Tumorwachstum beobachtet werden. Also genau das Gegenteil von der Warnung »vor Hormonen«.

Wenn unter einer solchen Diagnose synthetische Hormonderivate eingesetzt werden, die ja per se mehr oder weniger starke Kanzerogene sind, ist diese tumorsuppressive Eigenschaft der natürlichen Hormone durch Studien belegt, ins Gegenteil gekehrt!

Die palliative Substitution von Hormondefiziten mit bioidentischen Hormonen unter einer Krebserkrankung ist aber ein komplett anderes und hoch sensibles Thema, das in diesem Buch und diesem Zusammenhang jetzt nicht weiter vertieft wird.

Kommen wir zurück zur Endometriose.

Wenn also in einer zweiten Überlegung ein Tumorgeschehen durch eine Substitution nach der Methode Rimkus® positiv beeinflusst werden kann, so müssten folgerichtig, wenn es sich bei der Endometriose um ein tumoröse Entartung von Stammzellen handelt, auch unter dieser Diagnose Remissionen zu erzielen sein.

Und genau das konnte beobachtet werden, so dass mit einer Substitution anstelle einer vorübergehenden Kastrierung junger Frauen, gleich zwei Wünsche an die Behandlung erfüllt werden konnten, nämlich Schmerzfreiheit und Lebensfreude bei gleichzeitiger Senkung eines Krebsrisikos für ein Ovarialkarzinom.

Und wenn es also durch den frühzeitigen Einsatz der komplementären Behandlung gelingt, aus der anfänglich gutartigen Entartung der Stammzellen die bösartige Variante eines endometrioiden Ovarialkarzinoms zu verhindern, dann wäre ein weiteres bedeutendes Risiko für eine betroffene Patientin beherrscht. Doch das muss erst die Zukunft beweisen.

Solange diese alternative Behandlungsmöglichkeit nur von wenigen Außenseitern und nur Anhängern der

Methode Rimkus® angewendet wird und sich die offizielle Medizin mit ihren weit breiteren Forschungsmöglichkeiten einer intensiven Beschäftigung mit dieser Behandlungsmöglichkeit verweigert, werden wir leider nur sehr langsam voran kommen. Immerhin haben Betroffene auf der Seite *www.hormon-netzwerk.de/therapeutenliste* eine gute Möglichkeit, sich eine Praxis heraus zu suchen, die in näherer oder weiterer Umgebung vom Wohnort die Methode Rimkus® anbietet.

Es ist nicht ratsam, wenn sich Frauen in die Behandlung einer Praxis begeben, in der keine oder nicht ausreichende Kenntnisse im Umgang mit bioidentischen Hormonen vorhanden sind.

Wie geht man therapeutisch vor?

Unabdingbar ist wieder die übliche Startanalyse um den Grad des Hormondefizits zu ermitteln um dann darauf aufbauend das bekanntermaßen höchst individuelle Therapiekonzept aufzustellen.

Und obwohl wir ähnlich wie bei der Behandlung der MS die bioidentischen Hormone primär nicht nur zu Substitutionszwecken sondern zur Therapie des tumorösen Wachstums einsetzen, liegt der Schwerpunkt doch auf der Substitution des nachgewiesenen Hormondefizits. Das bedeutet, dass die von mir erforschten Idealbereiche (s. Abb. 2) für die Behandlung der Endometriose bindend sind und Überdosierungen, wie bei der MS, unbedingt vermieden werden sollten.

Während wir bei der Post-Pill-Amenorrhoe eine bewusste Unterdosierung anstreben, damit ein Reiz auf die Hypophyse erhalten bleibt, die die Eigenproduktion in den Eierstöcken wieder anregt, geben wir bei der Endometriose die volle Substitutionsdosis. Es sei daran erinnert, dass diese Vorgehensweise genau das gegenteilige Konzept ist, als jenes, welches die Schulmedizin propagiert. Dort wird ja der Zyklus einer Betroffenen für ein Jahr komplett unterdrückt.

In Anlehnung an dieses konträre Konzept sollte die volle Substitution für mindestens ein Jahr durchgeführt werden. Wenn dann Beschwerdefreiheit besteht und die Endometrioseherde endoskopisch nicht mehr nachweisbar sind, kann durch Reduktion der therapeutischen Dosis versucht werden, die Hypophyse zu stimulieren, damit der weibliche Körper gegebenenfalls die Eigenversorgung mit Sexualhormonen wieder aufnehmen kann. Nötigenfalls kann die alte Dosierung wieder aufgenommen werden, wenn die endokrinologische Störung in der Zwischenzeit nicht behoben wurde.

Damit würde man zumindest eine Rezidivprophylaxe durchführen.

Falls es unter der Behandlung zu einer Schwangerschaft kommen sollte, wäre das kein Hinderungsgrund, ein gesundes Kind zu gebären. Da ja ausschließlich bioidentische Hormone zur Anwendung kommen, besteht auch kein Risiko für genetische Defekte beim Embryo.

Das Behandlungsziel:

- *Aufsättigen eines nachgewiesenen Hormondefizits*
- *Verhinderung der belastenden Nebenwirkungen einer Standardtherapie*
- *Schutz vor den Folgen des Hormonmangels*
- *Ausheilung der Endometrioseherde*
- *Wiederherstellen von verlorener Lebensqualität*
- *Erhalt der Fertilität*
- *mögliche Verhinderung einer bösartigen Entartung*

Ein Rezeptbeispiel für das erste Behandlungsjahr wäre etwa:

Rimkus ® Kapseln N (A-Kapsel)

Östradiol natürl. mikron.	1,0 mg
Cholecalciferol	2500 I.E.
Kupferglukonat	0,05 mg

Zinkglukonat	35,0 mg
q.s. Olivenöl	Nr. C

Start am 7. Tag der Menstruation und zehn Tage lang 2x1 Kapsel (A-Kapsel), danach werden von der folgenden Rezeptur zwölf Tage lang ebenso 2x1 Kapsel (B-Kapsel) / die eingenommen.

Rimkus ® Kapseln N (B-Kapsel)

Östradiol natürl. mikron.	1,0 mg
Progesteron natürl. mikron.	100mg
Cholecalciferol	2500 I.E.
Kupferglukonat	0,05 mg
Zinkglukonat	35,0 mg
q.s. Olivenöl	Nr. C

Es folgen sechs Tage Einnahmepause zum Abbluten. Danach wird die Therapie wie oben fortgesetzt.

Eine kontinuierliche Zufuhr mit einer Kombinationskapsel, die konstant sowohl Östradiol als auch Progesteron (und Vitamin D) enthält, kann versucht werden!

Dann werden so lange Einnahmepausen von sechs Tagen (nach 22-tägiger Einnahme der Kapseln) verordnet, bis es in den Pausen nicht mehr zu Abbruchblutungen kommt.

3.2.8 PCO-Syndrom (polycystic ovary Syndrome) oder auch bei der Erstbeschreibung 1935 als Stein-Leventhal-Syndrom bezeichnet.

Beim PCO-Syndrom handelt es um die häufigste Ursache für eine gestörte Ovulation mit nachfolgender Fertilitätsstörung, Zyklusstörungen und deutlichen Zeichen einer Hyperandrogenämie (Virilisierung).

Im Vordergrund stehen desolate Analysewerte für Östradiol und Progesteron (Anovulation!) sowie erhöhte Werte für Testosteron, Androstendion, DHEA S (Dehydroepiandrosteron-Sulfat) und für das Anti-Müller-Hormon (AMH).

Diskutiert wird als Ursache ein deutlich erhöhter Serumspiegel des AMH bei der Mutter während der Schwangerschaft, die beim Neugeborenen die Anlage zum PCO-Syndrom impliziert.

Nach gängiger Erklärung ist die pathophysiologische Ursache für die Ovarialinsuffizienz ein Unvermögen der Granulosazellen des Ovars, Östrogene zu bilden. Die Messwerte für FSH liegen eher hoch und passen zu den desolaten Werten für Östradiol. Eine ebenso über längere Zeit erhöhte Sekretion von LH stimuliert im gestörten Ovar die Testosteronproduktion, die dann die ovarielle Störung weiter anheizt und damit das typische endokrine Muster eines PCO-Syndroms erzeugt.

Bei der Ultraschalluntersuchung imponieren kleine, randständige Ovarialzysten (unreife Primärfollikel). Diese radspeichenartigen Strukturen mit einem bindegewebigen, zentralen Anteil bilden das typische Bild eines PCO-Syndroms bei der Ultraschalluntersuchung.

Das klinische Bild bei einer jungen Frau mit einem PCO-Syndrom ist eine mehr oder weniger ausgeprägte Virilisierung als Folge der pathologischen Androgenwerte.

Das gängige Therapiekonzept beim PCO-Syndrom (PCOS):

Eine wirkliche Heilung dieser endokrinen Störung kann auch heute noch nicht versprochen werden! Über Jahrzehnte hinweg war die einzige therapeutische Maßnahme eine Keilexzision in einem der beiden Ovarien. Erstaunlicherweise trat nach einem solchen operativen Eingriff gelegentlich die von der Patientin erwünschte

Schwangerschaft ein, ohne dass man sich ärztlicherseits den therapeutischen Effekt dieser Vorgehensweise wirklich erklären konnte. Dieses Konzept ist heute verlassen worden und man bemüht sich, den endokrinen Schaden ursächlich zu beheben.

Heutzutage unterscheidet sich das therapeutische Vorgehen je nachdem, ob bei der Patientin ein Kinderwunsch besteht, oder nicht.

Im ersten Fall wird eine Stimulationsbehandlung der Ovarien über einen Zeitraum von mindestens einem Jahr durchgeführt. Da aber der Körper selbst bereits vergeblich eine Stimulation der Ovarien mit erhöhter FSH-Sekretion versucht, sind logischerweise die Behandlungserfolge nicht immer wirklich beindruckend.

Wenn kein Kinderwunsch besteht, so wird heute sehr gern ein Antikonzeptivum in Form einer sogenannten Anti-Baby-Pille verordnet. Damit soll angeblich der Zyklus stabilisiert, eine dann nicht erwünschte Ovulation verhindert und die Testosteronproduktion der Ovarien vermindert werden. Außerdem verspricht man sich mit dieser Verordnung eine Substitution des desolaten Östradiolspiegels. Östrogensubstitution mit Synthetika?

Wenn wir uns an dieser Stelle einmal klar machen, dass die eigentliche Wirkung einer »Pille« ja im Grunde genommen die chemische Kastration einer jungen Frau bedeutet und keinesfalls eine Substitutionsbehandlung darstellt, so ist dieses Vorgehen kaum nachvollziehbar. Insbesondere dann nicht, wenn diese Behandlung auch noch mit einem Heilversprechen verbunden wird.

Einfach gefragt:

Wie kann es zu einer Heilung einer gestörten Ovarialfunktion kommen, wenn die Hypophyse und das Ovar chemisch ausgeschaltet werden. Ich erinnere in diesem

Zusammenhang an das Kapitel Post-Pill-Amenorrhoe und das typische endokrine Muster unter der Pilleneinnahme: Kaum messbare Werte für FSH bei absolut desolaten Messwert für Östradiol, was bei längerer Einnahme einer Pille ja bekanntlich zu der gefürchteten Post-Pill-Amenorrhoe führen kann. In meinen Augen ist diese Behandlung eines PCOS mit der »Pille« ein höchst »merkwürdiges« Konzept und trägt wohl sicher auch zu der Aussage bei, dass heutzutage ein PCOS nicht wirklich heilbar sei. Wen wundert das?

Was kann man zu der Vorgehensweise unserer universitären Medizin den betroffenen jungen Frauen alternativ anbieten? Vielleicht sogar ein Konzept, unter dem es zur Ausheilung der ovariellen Störung kommen kann?

Bei Anwendung der Methode Rimkus® finden wir eine bewährte Möglichkeit, durch die korrekte Anwendung bioidentischer Hormone nicht nur die bestehenden klinischen Symptome in den Griff zu bekommen, sondern parallel dazu eine langsame Ausheilung der ovariellen Schädigung zu erreichen.

Wie gestaltet sich dieses komplementäre Konzept?

- Aufsättigung der hormonellen Defizite
- *Beseitigung der tatsächlichen oder relativen Hyperandrogenaemie*
- *Verhinderung von Spätfolgen des Hormonmangels*
- *Herstellen der physiologischen Ovarialfunktion*
- *Beseitigung der multiplen Ovarialzysten*
- *Wiederherstellung der Fertilität*
- *Wiederherstellung von Lebenslust und Lebensfreude*

Das Prinzip dabei ist, der jungen Frau ein der Physiologie möglichst nahes Substitutions-Konzept sozusagen maßgerecht zu erstellen. Der momentane endokrine Schaden wird damit durch die externe Zufuhr idealer Hormonmengen ausgeglichen und nicht etwa supprimiert, wie es die übliche Behandlung mit der »Pille« verursacht.

Rezeptbeispiel

Rimkus ® Kapseln N (A-Kapsel)	
Östradiol natürl. mikron.	0,5 mg
Cholecalciferol z. B.	2500 I.E.
Kupferglukonat	0,05 mg
Zinkglukonat	35,0 mg
q.s. Olivenöl	Nr. C

Start am 7. Tag der Menstruation (bei Amenorrhoe an jedem beliebigen Tag) und zehn Tage lang 2 x 1 Kapsel A täglich.

Danach werden von der folgenden Rezeptur zwölf Tage lang ebenso 2 x 1 Kapsel B täglich eingenommen.

Rimkus ® Kapseln N (B-Kapseln)	
Östradiol natürl. mikron.	0,5 mg
Progesteron natürl. mikron.	100 mg
Cholecalciferol z. B.	2500 I.E.
Kupferglukonat	0,05 mg
Zinkglukonat	35,0 mg
q.s. Olivenöl	Nr. C

Es folgen sechs Tage Einnahmepause zum Abbluten.

Auch hier wird wieder eine relativ niedrige Startdosis gewählt, die im Verlauf der Behandlung vorsichtig erhöht und angepasst werden kann. Doch sollte dabei beachtet werden, dass ein erhöhter Reiz auf die Hypophyse stets erhalten bleiben sollte, der dann mit einem Anstieg der FSH-Sekretion dazu beiträgt, die Ausheilung der Störung zu erreichen. Das Ziel sollte also sein, immer etwas in den unteren Bereichen der von mir in Abb. 2 angegebenen »grünen Korridore« zu bleiben.

Die Behandlungsdauer sollte auf ein Jahr bemessen werden, wobei es natürlich auch möglich ist, das Therapiekonzept darüber hinaus fortzuführen, weil es einer Patientin darunter sicher auch sehr gut gehen wird.

Das Therapieziel ist erreicht, wenn sich das anatomische Bild bei der Ultraschalluntersuchung normalisiert hat und nach Absetzen der Substitution die vom eigenen Körper gesteuerten Menstruationen wieder einsetzen. Nicht selten lässt dann – bei bestehendem Kinderwunsch – eine Schwangerschaft nicht zu lange auf sich warten ...

Die gute Nachricht für die betroffenen jungen Frauen ist die, dass ein PCOS also doch heilbar ist, wenn die Ärztin oder der Arzt über fundierte Kenntnisse im Umgang mit bioidentischen Hormonen verfügt. Diese Kenntnisse können aus der Literatur von meinem Freund und Kollegen Dr. Dr. Thomas Beck und aus meiner eigenen Literatur erworben werden. Sehr hilfreich dabei sind die Intensivseminare, die das Hormon-Netzwerk regelmäßig in vielen Städten Deutschlands anbietet(s. www.hormon-netzwerk.de).

3.2.9 Kinderwunsch Frauen/Männer

Ich möchte diesem Kapitel eine wichtige Klarstellung vorausstellen:

Es geht hier nicht um eine Abhandlung komplementärer Vorgehensweisen, wie diese in den Fertilitätszentren zur Anwendung kommen. Es wird im Folgenden also nicht eine Alternative zu den bewährten Stimulationsmaßnahmen beschrieben, um bei einer Frau mit bislang unerfülltem Kinderwunsch eine Schwangerschaft auf mehr oder weniger künstlichem Wege zu ermöglichen. Es soll vielmehr eine Möglichkeit aufgezeigt werden,

Frauen, die erfolglos eine Fertilitätssprechstunde verlassen, noch eine kleine Chance zu geben, doch noch zu einem Wunschkind zu gelangen oder zumindest die Lebenssituation solcher Frauen zu verbessern.

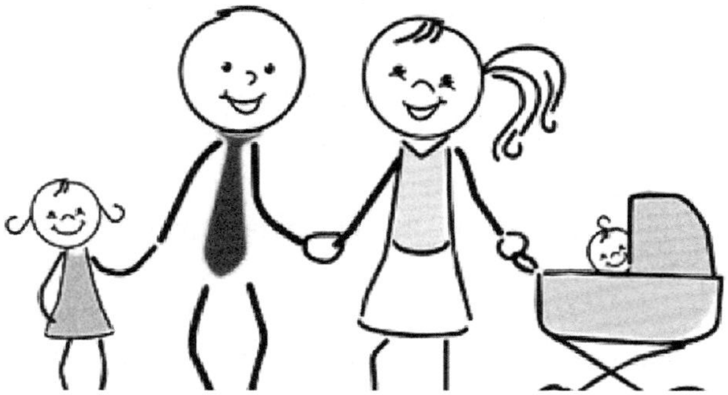

Das Kapitel »Kinderwunschbehandlung bei Männern« wird Ihnen dann Möglichkeiten aufzeigen, die in dieser Weise in der Andrologie bei Infertilität des Mannes bislang noch nicht zur Anwendung gekommen sind.

A) Kinderwunsch bei Frauen

Es ist eine allgemein bekannte Tatsache, dass in etwa einem Drittel der Fälle die ärztlichen Bemühungen, einer Frau zu einer Schwangerschaft zu verhelfen, ergebnislos abgebrochen werden. Verständlicherweise bedeutet das für die Frauen und für die Paare eine herbe Enttäuschung, oft verbunden mit den starken psychischen Belastungen einer Selbstwertminderung. Das ist insbesondere der Fall, wenn nicht mechanische, sondern hormonelle Ursachen der Grund einer erfolglosen Behandlung sind. So kann es vorkommen, dass eine Frau mit der Bemerkung aus dem Fertilitätszentrum entlassen wird, dass hier eine erhebliche hormonelle Insuffizienz vorliege, die durch Stimulationsmaßnahmen nicht zu durchbrechen sei.

Es sind dann die oft unbehandelt gebliebenen hormonellen Defizite die dazu führen, Lebensqualität und Lebensfreude negativ zu beeinflussen und möglicherweise auch Folgeerkrankungen eines Hormonmangels heraufzubeschwören, wie wir es ja als Folge unbehandelter hormoneller Defizite bei einer Wechseljahresbehandlung kennen gelernt haben.

Es handelt sich also quasi um eine »Therapie des letzten Versuchs«, wobei der Schwerpunkt der Bemühungen auf die Wiederherstellung einer intakten Uterusschleimhaut liegt. Die Verbesserung der Lebensqualität und Gesundheit bedeuten dabei einen durchaus erwünschter »Kollateralerfolg«.

Eine korrekt mit humanidentischen Hormonen gestaltete Substitution bei verifizierten Hormondefiziten führt bekanntlich schon nach kurzer Zeit zu einer erwünschten Proliferation der Uterusschleimhaut. Pech nur für eine so behandelte Frau, wenn diese sich zu einer gynäkologischen Vorsorgeuntersuchung in einer Praxis vorstellt, wo »man nichts von einer Anwendung bioidentischer Hormone hält«. Davon gibt es leider viel zu viele!

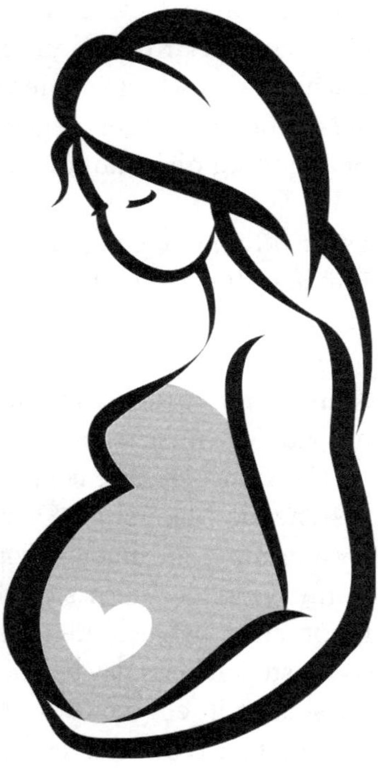

Wenn die Gynäkologin oder der Gynäkologe aus Mangel an Basiswissen über die Physiologie bioidentischer Hormone im Ultraschall die hervorragend proliferierte Uterusschleimhaut sieht, werden die Hände über den Kopf geschlagen und der Frau aus diesem Unwissen heraus besorgt mitgeteilt, dass dieser Befund angeblich bereits ein Vorstadium eines Gebärmutterkrebses sei und sie ihre laufende Behandlung sofort absetzen sollte. Auch »halte man dort generell nichts von einer Anwendung bioidentischer Hormone ...«

Die Verwirrung, die bei der Patientin durch eine solche falsche Aussage entsteht, kann man sich gut vorstellen.

Leider sind das keine Einzelfälle! Aus verständlichen Gründen setzen einige wenige, bislang optimal behandelte Frauen unmittelbar ihre bioidentischen Hormone ab, wohingegen aber die meisten Frauen fluchtartig eine solche Praxis verlassen, wo ein so eklatantes Unwissen über den Wert und die Physiologie der bioidentischen (also auch der körpereigenen!!) Hormone zutage tritt.

Es ist also klug, wenn Sie Ihre Patientinnen vorsorglich auf diese Gefahr aufmerksam machen, wenn sie diese zu einer Kontrolluntersuchung in eine gynäkologische Praxis schicken. Sie weiß dann genau, wie sie sich diesen Bemerkungen gegenüber verhalten soll, um ihre Behandlung nicht unnötig zu gefährden.

Es ist fatal, eine gewollte und physiologische Proliferation der Uterusschleimhaut mit einem Tumorwachstum zu verwechseln!

Kehren wir zurück zur hormonellen Unterstützung eines Kinderwunsches.

Der üblicherweise bei diesen Frauen seit längerer Zeit bestehende Mangel an Östradiol und Progesteron führt zwangsläufig zu einer Atrophie der Uterusschleimhaut. Damit verschlechtern sich die Chancen für die Implantation einer befruchteten Eizelle. Man kann es sich etwa so vorstellen, dass das befruchtete Ei für die Implantation quasi statt in ein weiches »Nest« auf einen »Brutraum« aus Steinen trifft, wie es bekanntlich bei Pinguinen der

Fall ist. Das mag ja, um bei meinem Bespiel zu bleiben, bei Pinguinen durchaus normal sein. Der menschliche Embryo benötigt aber zur Einnistung das flauschige »Nest« einer Eiderente, um sich dort »eingraben« zu können.

Fassen wir also unsere Wünsche an eine Substitutionsbehandlung bei Kinderwunsch zusammen, wie es unter Anwendung der Methode Rimkus® geführt werden kann:

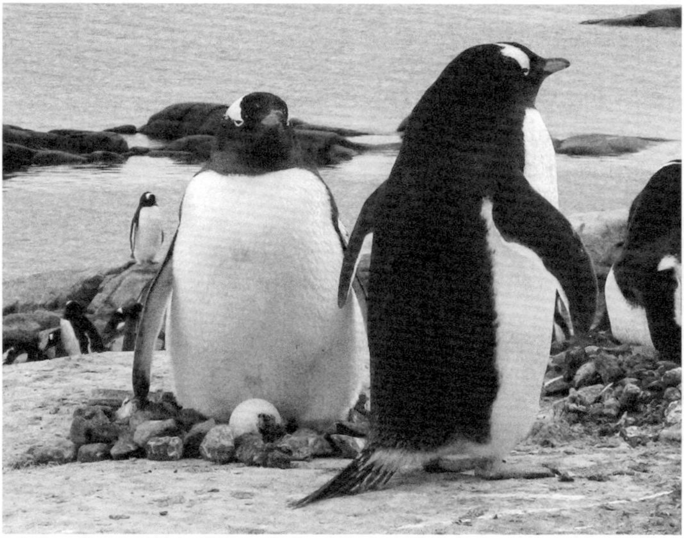

Abb. 4: Das typische Steinnest eines Pinguins. (Foto Rimkus)

- *Aufsättigung desolater Hormonspiegel*
- *Beseitigung der Atrophie der Uterusschleimhaut*
- *Verbesserung der psychischen Situation*
- *Verhinderung von Folgeschäden des Hormonmangels*
- *Das »Nest« wird vorbereitet*

Um dieses Ziel zu erreichen sollten wir an dieser Stelle wieder zwei Gesichtspunkte im Auge behalten:

Die Dosierungen der Kapselhormone müssen hoch genug sein, um eine suboptimale Substitution zu ermöglichen.

Es sollte daran gedacht werden, dass hier nicht eine Behandlung auf Lebenszeit geplant wird, sondern der Kinderwunsch einer noch relativ jungen Frau. Wechseljahresproblematiken stehen hier sicher nicht im Vordergrund!

Also: Reparatur bei gleichzeitiger *vorübergehender* Substitution!

REZEPTBEISPIEL:

Rimkus® Kapseln N (A-Kapsel)

Östradiol natürl. mikron.	0,5 mg
Cholecalciferol z. B.	2000 I.E.
Kupferglukonat	0,05 mg
Zinkglukonat	35,0 mg
q.s. Olivenöl	Nr. C

Start am 7. Tag der Menstruation und zehn Tage lang 2x1 Kapsel (A); danach werden von der folgenden Rezeptur zwölf Tage lang ebenso 2x1 Kapsel (B) täglich eingenommen.

Rimkus® Kapseln N (B-Kapseln)

Östradiol natürl. mikron.	0,5 mg
Progesteron natürl. mikron.	100 mg
Cholecalciferol z. B.	2000 I.E.
Kupferglukonat	0,05 mg
Zinkglukonat	35,0 mg
q.s. Olivenöl	Nr. C

Es folgen sechs Tage Einnahmepause zum Abbluten Danach startet die Patientin wieder wie oben beschrieben.

Selbstverständlich kann auch hier die tatsächliche Dosis noch individuell verändert werden, wenn etwa höhere Dosierungen für Östradiol nach dem klinischen Bild und der Analyse notwendig erscheinen.

Dieses relativ einfache Programm erfreut sich großer Beliebtheit bei den betroffenen Frauen – Und das nicht nur, weil diese sich unter der aufgenommenen Substitution ihrer desolaten Hormonspiegel schon nach kurzer Zeit wieder viel besser fühlen, sondern auch, weil immer wieder unser primäres Ziel erreicht wird, nämlich eine erwünschte Schwangerschaft zu ermöglichen.

B) Kinderwunsch bei Männern

Wenn sich Männer zu einer Untersuchung auf Zeugungsfähigkeit vorstellen, erwartet sie ein Untersuchungsprogramm, das sich diametral von den Empfehlungen unterscheidet, welche ich Ihnen im Folgenden vorstellen möchte.

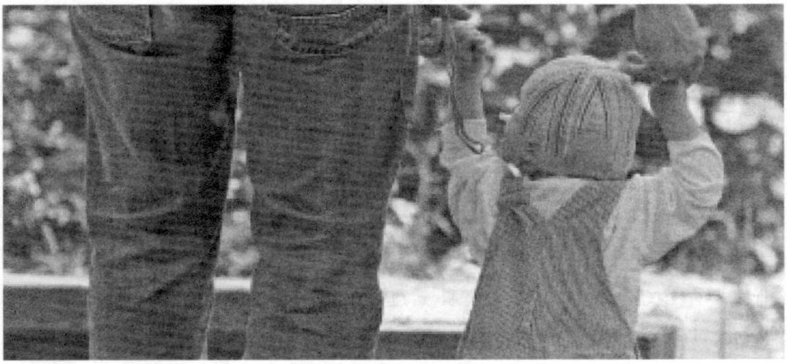

Während sich in der modernen Andrologie das Hauptaugenmerk auf mögliche Varizen im Genitalbereich richtet, wird als Ergänzung dazu noch ein Spermiogramm veranlasst, bei dem die Spermienzahl, die Menge der Samenflüssigkeit und die Motilität der Spermien ermittelt werden, sowie ein Splitting in lebende und tote Spermien durchgeführt wird. Vielleicht wird zusätzlich auch sein Testosteronspiegel ermittelt.

Aus all diesen Daten erhält der Mann ein Urteil über den Grad seiner Zeugungsfähigkeit oder eine Erklärung für seine mögliche Unfruchtbarkeit.

Nur am Rande sei erwähnt, dass die Spermienzahl, mit der eine Zeugung nach Meinung der Andrologen noch möglich ist, Jahr um Jahr nach unten korrigiert werden muss. Als Ursache mögen Umweltbedingungen, wie die Überschwemmung der Umwelt mit sogenannten Xeno-Östrogenen zu benennen sein. Das sind bekanntlich chemische Strukturen, die den Beinamen »Östrogen« nicht verdient haben. Diese Chemikalien haben mit dem Molekülaufbau der Östrogene keinerlei Ähnlichkeit, sondern sind vielmehr ausgesprochene Hormondisruptoren. Hierzu gehören unter anderem wie Bisphenol, Tenside, Parabene oder Lösungsmittel, die aus den vielen Plastikartikeln in unserem Umfeld stammen. Sie geraten über Plastikgeschirr oder Plastiktrinkflaschen oder auch über verseuchtes Trinkwasser in den menschlichen Körper. Ganz oben auf der Liste stehen in diesem Zusammenhang die »Chemikalien mit hormonähnlicher Wirkung«, also die »Pillen« mit den bekannten synthetischen »Pillenhormonen«.

All diesen Disruptoren ist gemeinsam, dass sie am Östrogenrezeptor beziehungsweise am Progesteronrezeptor andocken können. Und sogleich werden solche Substanzen von unseren Wissenschaftlern pauschal und fälschlich als »Östrogene« oder »Progesteron« bezeichnet. Das führt zu einer unglaublichen Verunglimpfung der Sexualhormone in der Öffentlichkeit und oft geradezu zu einer Panik gegenüber einer Anwendung – sogar von bioidentischen Hormonen!

Die Abgrenzung in »gut und böse« kann kein Laie wirklich vornehmen und selbst vielen Ärzten sind die fundamentalen Unterschiede leider nicht geläufig.

Stellen Sie sich nur einmal vor, was in einem Mann vorgeht, wenn er in den Medien lesen kann, dass »Östrogene« und »Progesteron« einen Mann unfruchtbar machen können. Ihm wird ja leider nicht erklärt, um welche »Hormone« es sich bei dieser Aussage handelt. So ist Progesteron eines der wichtigsten Hormone für die männlicher Fertilität, wie ich Ihnen gleich zeigen werde, während das von der Pharmaindustrie geliefert Progestin (also ein künstliches Progesteron), die »Pille für den Mann« wäre.

Warum die Ärzteschaft und die gesamte Öffentlichkeit in diesem Irrglauben versetzt und belassen werden, müssen uns diejenigen Wissenschaftler erklären, die diese Fehlinformationen publizieren.

Wenn mir eingefleischte Schulmediziner vielleicht bis hierhin noch folgen konnten, so besteht im Weiteren die Gefahr, dass solche Kolleginnen und Kollegen (von denen es leider sehr viele gibt!) dieses Buch entrüstet zur Seite legen, weil in ihnen ein Weltbild zusammenbricht. Betroffene Männer werden daher sicher noch eine ganze Weile warten müssen, bis ihr Urologe oder Androloge sich bereit erklärt, sich überhaupt mit den unterschiedlichen Wirksamkeiten der humanidentischen, sprich körperidentischen Hormonen, auseinander zu setzen, denn bei den üblichen, von der Pharmaindustrie gesponserten Zwangsfortbildungen, wird darüber, aus welchen Gründen auch immer, absolutes Stillschweigen bewahrt und zu viele Kolleginnen und Kollegen übernehmen unreflektiert die Informationen, die ihnen da »von oben« vermittelt werden.

Wer sich allerdings bereits fundierte Kenntnisse in der Methode Rimkus® in den Intensivseminaren unseres Netzwerkes angeeignet hat, dem wird das folgende Kapitel ein neues Gebiet in der Behandlung der männlichen Infertilität eröffnen!

Wir wollen uns nun im Folgenden mit dem Wirkprofil und der therapeutischen Bedeutung von natürlichem

Östradiol und Progesteron für die Fertilität des Mannes beschäftigen. Das sind übrigens bereits über längere Zeit bekannte und auch publizierte Einschätzungen aus der endokrinologischen Forschung und aus den Erkenntnissen der Physiologie. Ich habe also diese Zusammenhänge nicht »erfunden«, wie es mir gern von Kritikern unterstellt wird.

Warum sind natürliches Östradiol und Progesteron ungemein wichtige Hormone, um die Fortpflanzungsfähigkeit eines Mannes zu gewährleisten?
Östradiol wird bei Männern zu einem hohen Anteil durch Aromatisierung von Testosteron gebildet, neben einer kleinen Menge aus der Nebennierenrinde. Ein weiterer Ort für die Synthetisierung der Steroidhormone sind die Leydig`schen Zwischenzellen, die einen hohen Anteil am Hodenvolumen ausmachen. Die Östrogenproduktion aus den Leydig`schen Zwischenzellen beträgt 10 bis 30 Prozent der Gesamtproduktion des männlichen Körpers und wird über das Releasinghormon LH (luteotropes Hormon) aus der Hypophyse gesteuert. Die Serumspiegel liegen beim Mann mit 30 bis 60 pg/ml deutlich unter denen einer Frau mit durchschnittlich 120 bis 180 pg/ml.

Trotz dieser kleinen Menge sind neben Testosteron das Östradiol sowie das Progesteron sehr wichtige Hormone für die Gesundheit und die Fertilität von Männern.

Leider fixiert man sich in der Andrologie immer noch auf das Testosteron und lässt Östradiol und Progesteron völlig außer Acht.

Dabei ist neben Testosteron das Östradiol ein wichtiges Hormon für die Stimulierung der Sertoli-Zellen in den Samenkanälchen, die durch das Releasinghormon FSH (Follikel stimulierendes Hormon) stimuliert werden. In den Sertoli-Zellen erfolgt die Bildung und Reifung der Spermien und zum großen Teil auch die der Samenflüssigkeit. Die Stimulierung dieser Abläufe durch das FSH weist bereits auf die Bedeutung von Östradiol in diesen Prozessen hin.

Besteht im männlichen Körper ein Östradiolmangel, wird zwangsläufig zu wenig Samenflüssigkeit gebildet und es kommt zu einer Behinderung der Spermienbildung, der Reifung und ebenso zu einer Verminderung der Spermienmotilität.

Damit erklärt sich ein minderwertiges Spermiogramm allein schon wegen eines Östrogenmangels und nicht aufgrund des Vorhandenseins einer Varize ...

Das sind endokrinologische Tatsachen, die in der Veterinärmedizin einen hohen Stellenwert bei Forschungen zur Fertilität, zum Beispiel bei Bullen, haben und die Basis für alle Fertilitätsuntersuchungen sind.

Die Bedeutung von Progesteron für die Fertilität des Mannes

Das wichtige Steroidhormon Progesteron findet in der Andrologie, ähnlich wie das Östradiol, leider so gut wie keine Beachtung. Dabei ist Progesteron unter anderem das wichtigste Hormon für die Kapazitation der Spermien, also die Reifung im weiblichen Genitaltrakt. Ohne die Anwesenheit von Progesteron kann eine Kapazitation nicht stattfinden. Die oberflächliche Membran der Spermienhülle ist dicht gepackt mit Progesteron-Rezeptoren, die bei Anwesenheit von Progesteron den Einstrom von Calciumionen steuern, indem sie die Spermienmembran für Calcium durchlässig macht, was zum Abstreifen einer Schutzhülle um das Akrosom des Spermiums führt. Damit wird nicht nur die Motilität (Beweglichkeit) der Spermien verbessert, sondern Progesteron schafft die Voraussetzungen, dass die Penetration des Spermiums in die Eizelle unter Mithilfe der Sekrete des weiblichen Genitaltrakts erfolgen kann, was dann zur Befruchtung der Eizelle führt.

Schon im Jahr 1998 konnte man die folgende Überschrift in einer Ausgabe der Fachzeitschrift *Gyne* lesen:

»Erst Progesteron macht Spermien so richtig munter«

Konsequenzen daraus hat die Andrologie bis heute nicht wirklich gezogen.

Das therapeutische Konzept für eine Substitution mit Östradiol und Progesteron:

Welche Forderungen stellen wir an dieses Konzept?

- Aufsättigung desolater Hormonspiegel
- Wiederherstellung der physiologischen Spermienqualität und Spermienmotilität
- Verbesserung der Konzeptionschancen
- Verbesserung der psychischen Situation
- Verbesserung der Männergesundheit

Die Rezeptur unterscheidet sich nicht von meinen Empfehlungen, wie ich diese für die Behandlung des Klimakterium virile in meinem Buch *Die Rimkus®-Methode für den Mann (Verlag Mainz, Aachen)* dargelegt habe.

REZEPTBEISPIEL:
STARTDOSIS:

Rimkus®- Kapseln N	
Östradiol, natürl. Mikron.	0,10 (bis 0,15 mg)
Progesteron, natürl. mikron	60 mg
Cholecalciferol z. B.	2500 I.E.
Zink-D-glukonat	35 mg
Kupferglukonat	0,05 mg
q. s. Olivenöl	Nr.: CC

Nach der Gewöhnungsphase (»Einschleichen« in die Behandlung) kann die Dosis gegebenenfalls wie folgt erhöht werden:

RpRimkus®- Kapseln N	
Östradiol, natürl. mikron.	0,15 (bis 0,25 mg)
Progesteron, natürl. Mikron	80 (bis 100 mg)
Cholecalciferol z.B.	2500 I.E.
Zink-D-glukonat	35 mg
Kupferglukonat	0,05 mg
q. s. Olivenöl	Nr.: CC

Die tatsächliche Kapseldosis richtet sich nach dem klinischen Bild und den Ergebnissen der Kontrollanalysen, die in 3-monatigen Abständen durchgeführt werden.

Die Einnahme sollte zweimal täglich mit jeweils einer Kapsel erfolgen.

Die erfolgreiche Zeugung eines Kindes wäre ein Grund für die Beendigung der Substitution.

Es kann aber durchaus sein, dass bereits ein 35-jähriger Mann so unter einer (beruflichen) Belastung steht, dass es sinnvoll ist, das Therapieschema auch über die erfolgreiche Zeugung hinaus so lange zu verlängern, wie der Mann die Vorteile dieser Behandlung selber erleben möchte – eventuell sogar lebenslang!

Dieses gilt insbesondere, wenn bei einem Mann bereits vor Aufnahme der Behandlung kardiovaskuläre Symptome oder gar depressive Schübe aufgetreten sind.

Abschließend sei noch erwähnt, dass auch bei dieser Behandlung das Grundprinzip meiner Methode gilt, dass selbstverständlich keine Substitution ohne einen nachgewiesenen Mangel gestartet werden darf. Eine symptomatische Behandlung allein nach Gefühl und Gespür birgt die Gefahr herber Enttäuschungen!

3.2.10 Migräne

Nicht jeder Kopfschmerz ist eine Migräne!

Unsere Wissenschaftler unterscheiden etwa 276 (!) Kopfschmerzdiagnosen, Viele Ursachen sind Begleitsymptome von Krankheiten, die einen ganz speziellen Ansatz für die Therapie bedeuten. Aus dieser Vielzahl an Ursachen für den Kopfschmerz kann abgeleitet werden, dass es sicher nicht ein einziges Therapiekonzept für den gesamten Symptomenkomplex geben kann. Es ist demnach verständlich, wenn auch nicht alle Kopfscherzen einer hormonellen Behandlung zugängig sind, es also immer wieder herbe Enttäuschungen geben muss, wenn ohne exakte Ursachenforschung eine Behandlung »ex juvantibus« durchgeführt wird.

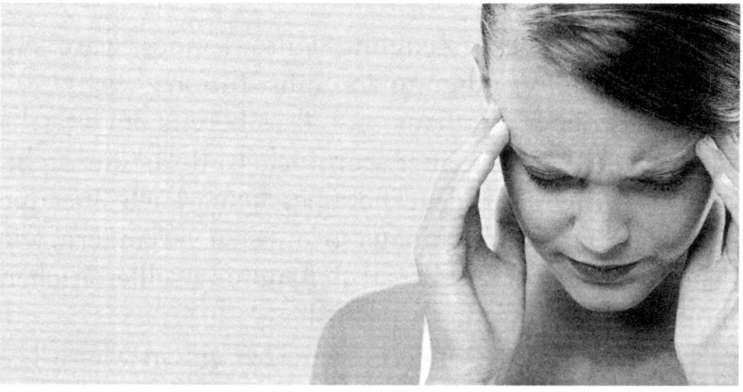

Die wichtigsten Kopfschmerzerkrankungen sind Migräne, Clusterkopfschmerz und Spannungskopfschmerz. Etwa 90 Prozent aller Kopfschmerzpatienten können unter diese drei Diagnosen eingeordnet werden.

Für uns wichtig sind in diesem Zusammenhang die Kopfschmerzen, die mit hoher Wahrscheinlichkeit einem Progesteronmangel zugeordnet werden können, denn nur bei dieser Gruppe wird eine Substitution erfolgreich sein.

Wie können wir differentialdiagnostisch diese sicher nicht kleine Gruppe von Betroffenen aus der sehr großen Zahl anderer Ursachen herausfiltern?

Wir müssen nach hormonellen Zusammenhängen in der Anamnese suchen!

Bei Frauen ist das Auftreten der Migräne im Zusammenhang mit der Menstruation ein recht sicheres Zeichen für eine hormonelle Genese, besonders dann, wenn berichtet wird, dass die quälende Migräne während einer Schwangerschaft dann nicht aufgetreten ist. In Betracht gezogen werden können auch Kopfschmerzen, die im Zusammenhang mit einer sogenannten Antihormonbehandlung oder der Einnahme hormoneller Kontrazeptiva (»Pille«) stehen. Oft finden wir auch eine Migräne als Begleitsymptomatologie eines klimakterischen Syndroms.

In all diesen Fällen wird eine Behandlung mit Progesteron – oder wie bei beim klimakterischen Syndrom mit Östradiol *und* Progesteron sehr erfolgreich sein.

Bei Männern ist das Auftreten einer Migräne ohne erkennbare äußere Ursache ab einem bestimmten Lebensalter (30 Jahre und älter) zumindest ein Hinweis auf eine hormonelle Genese.

Wie Kenner der Methode Rimkus® von der Behandlung des Klimakterium virile her wissen, gibt es für den Mann kein typisches Alter für das Versiegen seiner optimalen Hormonproduktion. Der Beginn streut in einem sehr großen Bereich von 30 bis 60 Jahren. Einen so sicheren Marker, wie das Ausbleiben der Perioden bei Frauen, gibt es bei Männern leider nicht. Hier sind das klinische Bild und die Hormonanalyse die einzige Möglichkeit, auf Spurensuche zu gehen.

Wie gestaltet sich das Therapiemanagement bei einer Migräne, bei der ein Hormonmangel nachweisbar ist?

An erster Stelle steht zum Ausschluss der extrem vielen Ursachen von Kopfschmerzen die orientierende Hormonanalyse. Wie ich oben schon erwähnt habe, sollte bei einer Migräne nicht »blind« und nur nach dem klinischen Bild eine Behandlung gestartet werden. Zu hoch ist die Gefahr von Therapieversagern. Und den Patienten, die oft schon von sehr vielen Therapiekonzepten enttäuscht wurden, wird möglicherweise noch ein weiteres erfolgloses Konzept hinzugefügt.

Zwei Möglichkeiten kommen bei nachgewiesenem Progesterondefizit in Betracht:

A Eine Monosubstitution nach Bedarf

Patienten (Frauen wie Männer) erhalten ein Rezept, welches neben den typischen Ergänzungen mit Vitamin D, Kupfer und Zink allein das Hormon Progesteron enthält. Diese Kapsel wird dann nicht 2 x 1 täglich eingenommen, sondern *je nach Bedarf*, das heißt nur dann, wenn sich eine Migräneattacke durch Prodrome ankündigt oder der Kopfschmerz gerade manifest wird.

Dann sollte die Einnahme der Progesteronkapsel genauso erfolgen, wie der Patient bislang seine Kopfschmerztabletten eingenommen hat. Die Dosis kann bei schweren Fällen auf bis zu vier Kapseln pro Tag gesteigert werden. Sollten die Migräneschmerzen darauf nicht ansprechen, liegt der Verdacht nahe, dass dem Schmerz noch eine andere Ursache zugrunde liegt, obwohl die Analyse einen Progesteronmangel gezeigt hat.

Dieser Misserfolg ist aber zum Glück sehr selten. Da die Resorption des Hormons nicht in Minutenschnelle erfolgt, muss natürlich auch bis zu einer Stunde gewartet werden, bis Progesteron seine Wirkung entfalten kann. Also nicht aus Ungeduld sofort die Dosis erhöhen!

Wie kann man sich die erstaunliche Wirkung von Progesteron auf diesen speziellen Kopfschmerz erklären?

Nun, das Gehirn steckt voller Progesteronrezeptoren, was darauf schließen lässt, dass Progesteron ein sehr wichtiges Hormon für eine ungestörte Hirnfunktion sein muss.

Progesteron modelliert Gedächtnis, Emotion und Stimmung im Hypocampus. Ebenso wird von diesem zentralen Ort aus die Schmerzmodulation gesteuert. Progesteron spielt bei diesem Prozess eine bedeutsame Rolle.

Da das Gehirn selbst keine Schmerzrezeptoren besitzt, kann aber über die im Hypocampus stattfindende Schmerzmodulation Einfluss auf Gefäßschmerzen, wie bei der Migräne vermutet, ausgeübt werden.

Damit ließe sich das gute Ansprechen einer Migräne auf die Progesterontherapie erklären.

Die Verordnung sähe dann wie folgt aus:

Progesteron natürl. mikron.		100 mg
Cholecalciferol	z. B.	1500 I.E.
Kupferglukonat		0,05 mg
Zinkglukonat		35,0 mg
q.s. Olivenöl		Nr. C

Da Betroffene nur selten eine Dosis von vier Kapseln pro Tag benötigen und in der Regel nur ein bis zwei Kapseln einnehmen, um die Schmerzen zu kupieren, kann die vorübergehende Überschreitung der mittleren Tagesdosis für Kupfer und Zink, sowie Vitamin D vernachlässigt werden. Erforderlichenfalls könnte aber bei benötigter hoher Tagesdosis auch eine zweite Rezeptur ohne die üblichen Zusätze gemacht werden, die dann von den Patienten nur bei Überschreitung der Tagesdosis von zwei Kapseln benutzt wird. Wenn also zwei Kapseln der obigen Rezeptur noch nicht die gewünschte Wirkung zeigen, verwendet der Patient aus einer zweiten Rezeptur die reinen Progesteronkapseln ohne die üblichen Zusätze..

B Eine Substitution mit Östradiol und Progesteron

Sehr oft ist die Kopfschmerzsymptomatik mit den Beschwerden der Wechseljahre beider Geschlechter verbunden.

In solchen Fällen, die eigentlich am häufigsten vorkommen, , ist es natürlich angebracht, sich nicht nur auf die Kopfschmerzen zu konzentrieren, sondern auch nach weiteren Symptomen der Wechseljahre zu fahnden. Steht also der Kopfschmerz nicht mehr allein im Raum, ist es sinnvoll, besser gleich eine Substitution im Sinne einer Wechseljahresbehandlung zu starten.

Wie hier das Therapiemanagement anzusetzen ist, können Sie in meinen Büchern *Die Rimkus® Methode für den Mann* und *Die Rimkus® Methode für die Frau*«, sowie aus dem sehr informativen Buch von Dr. Dr. Thomas Beck, *Natürliche Hormone – Die Rimkus® Methode* entnehmen.

3.2.11 Der gestörte Schlaf – die Insomnie

Auch das weit verbreitete Problem eines gestörten Schlafs ist bekanntlich in die Symptomatologie der Wechseljahre beider Geschlechter fest integriert. Dieses Leiden, welches Betroffene zurecht stets als sehr quälend beschreiben, kann aber leider auch schon in Jahren auftreten, die noch weit von den folgenschweren Auswirkungen eines Hormonmangels in den Wechseljahren entfernt sind. Vergessen wir aber nicht, dass es viele Menschen gibt, die in ihren Wechseljahren nicht die ganze Palette der typischen Beschwerden erleben, sondern gar nicht zu selten eine Monosymptomatik, wie eben »nur« Schlafstörungen oder »nur« Depressionen, oder auch »nur« kardiale Probleme die Lebensqualität negativ beeinflussen.

Doch wann spricht man in der modernen Medizin von gestörtem Schlaf, der sogenannten Insomnie?

Nun, unsere Wissenschaftler, definieren das Symptom »Schlafstörung« folgendermaßen:

Nach G. Hajak spricht man von einer Insomnie, wenn eine Schlafstörung dreimal pro Woche und über mehr als vier Wochen auftritt. Dieser Schlafmangel beeinträchtigt die Befindlichkeit und die Funktionsfähigkeit am Tag und wird damit zu einer sehr ernst zu nehmende Erkrankung.

Welche Angebote hat die moderne Medizin den Schlafgestörten anzubieten?

An erster Stelle stehen verhaltenstherapeutische Maßnahmen. So sollten vor dem Zubettgehen keine aufregenden Dinge mehr im Kopf gewälzt oder gar unerledigte Arbeit mental mit ins Schlafzimmer genommen werden.

Ein Fehler sei es, zu lange wach zu liegen und an die unangenehmen Konsequenzen einer schlaflosen Nacht für den folgenden Tag zu denken. Das wäre ein negativer Stimulus, der das Einschlafen noch weiter verhindert.

Empfohlen wird in diesen Fällen, den Stimulus der momentanen Schlaflosigkeit zu erkennen und ihn bewusst zu durchbrechen. Man könnte einfach aufstehen, etwas herumlaufen und einen zweiten Einschlafversuch starten. Diesen darf man dann aber nicht wieder mit demselben Stimulus belasten, sondern sollte das berühmte »Schäfchenzählen« anfangen oder im Inneren ein möglichst langes Gedicht aufsagen, was den Fokus auf die schlafschädlichen Ursachen ablenkt.

Hilfreich wären auch Entspannungsübungen wie autogenes Training, welches aber besser nicht unmittelbar vor dem Zubettgehen angewendet werden sollte, weil es eine Weile dauert, bis der Körper seine Aktivitäten herunter geregelt hat.

Führen all diese Maßnahmen nicht zum gewünschten Erfolg, so kommt eine medikamentöse Behandlung in Betracht.

Und damit können leider neben Erfolgen auch unangenehme Nebenwirkungen auftreten. Aus diesem Grund versucht man zunächst auf die Wirkung vieler pflanzlicher Substanzen zu bauen. So sind beispielsweise die schlaffördernden Wirkungen von Baldrian, Lavendel, Aloe Vera, Hopfen, Melisse, Passionsblume und Johanniskraut in der Naturheilkunde sehr bekannt und wegen ihrer Wirksamkeit auch beliebt. Denn all diesen pflanzlichen Präparaten ist gemeinsam, dass sie in vielen Fällen eine gute Wirkung zeigen, dabei aber keine bedeutenden Nebenwirkungen haben. Vor allen Dingen besitzen sie kein Suchtpotential! Daher sollten bei Schlafproblemen immer erst die oben beschriebenen Maßnahmen versucht werden, bevor der Arzt zum Rezeptblock greift und eines der Benzodiazepine verordnet.

Ich möchte an dieser Stelle einmal die häufigsten Nebenwirkungen dieser Substanzgruppe auflisten, die am Ende doch einen kritischen Umgang mit diesen Medikamenten fordern.

Das sind unter anderem nachlaufende Müdigkeit, Schläfrigkeit, Konzentrationsstörungen bis in den folgenden Tag hinein, Niedergeschlagenheit, Gedächtnislücken, Sprachprobleme, Muskelschwäche, Sehstörungen, Übelkeit, Durchfall, Schwindel, Mundtrockenheit oder gesteigerter Appetit.

Ich bin mir sicher, dass diese Aufzählung mit ein Motiv dafür ist, dass es seitens der Schulmedizin ganz klare Empfehlungen, sogenannte Leitlinien, gibt, die eine

Anwendung der Benzodiazepine bei den Betroffenen deutlich zeitlich einschränkt. Dennoch werden laut einer Analyse der Krankenkassen jährlich etwa 230 Millionen Tagesdosen von den Kassen abgerechnet. Der Anteil an Privatrezepten ist dabei noch nicht einmal berücksichtigt.

Nach einer Untersuchung der DHS (Department of Homeland Security, England) gab es im Jahr 2011 in England 1,1 Millionen Schlaf- und Beruhigungsmittelabhängige im Alter zwischen 18 bis 64 Jahren.

Ein doch recht hoher Preis für den Wunsch nach einem besseren Schlaf?

Es drängt sich in diesem Zusammenhang die Frage auf, ob es nicht andere, sowohl effektivere als auch nebenwirkungsärmere Behandlungsstrategien für einen ungestörten Schlaf gibt?

Aber davon später!

Es interessiert uns jetzt natürlich die Frage, welche Ursachen einem so enorm verbreiteten Leiden zugrunde liegen. Schauen wir uns zunächst an, was uns die Forscher in der modernen Medizin zu dieser Frage zu sagen haben.

Vielfach ist man der Meinung, dass die unglaubliche Zunahme der Insomnie im Wesentlichen ein Problem der modernen Leistungsgesellschaft ist. Der hohe Leistungsdruck, den das moderne Leben den Menschen aufzwingt, lässt das Individuum quasi ständig »unter Strom« stehen, so dass viele Menschen von diesem hohen Stresslevel nicht mehr herunterkommen.

Untermauert wird diese Theorie durch Untersuchungen in Schlaflaboren. Hier konnte gemessen werden, dass bei diesen Patienten das Cortisol, welches bereits tagsüber deutlich über der Norm lag, auch zur Einschlafzeit nicht heruntergeregelt wird, sondern in gleicher Höhe erhalten bleibt. Da aber das Cortisol, welches in der Nebennierenrinde gebildet wird, die Aufgabe hat, in

Zeiten hoher Belastung Höchstleistungen zu generieren und somit auch den Stoffwechsel anzukurbeln, wird dieses Phänomen als Ursache der Schlaflosigkeit angesehen. Der betroffene Mensch kommt also abends nicht zur Ruhe, »fährt nicht herunter« und wälzt sich schlaflos im Bett, statt in einen dringend erforderlichen, erquickenden Schlaf zu fallen.

Ein deutlicher Abfall des Cortisolspiegels im Blut nach Anwendung eines schlaffördernden Medikaments wird als Parameter für die Wirksamkeit einer schlafinduzierenden Substanz angesehen.

Der Körper solcher Menschen läuft also ständig auf Hochtouren, was neben der Schlaflosigkeit auch geistige und körperliche Schäden nach sich ziehen kann. So entwickeln sich als Spätfolge häufig Depressionen oder kardiale Symptome.

Es bildet sich also ein Teufelskreis, den es zu durchbrechen gilt.

Kein Wunder also, wenn Arzt oder Patient zu stärker wirksamen Mitteln greift, die dann zunächst den sehnlich erwünschten Schlaf ermöglichen, aber, wie ich oben aufgezählt habe, geradezu einen Rattenschwanz von bedeutenden Nebenwirkungen verursachen. Nicht zuletzt kann man die toxische Wirkung der chemischen Schlafmittel auch daran erkennen, dass diese »Schlaftabletten« sogar in suizidaler Absicht Verwendung finden.

Selbst wenn die moderne Medizin versucht, die Anwendung der Benzodiazepine durch Verordnung von Psychopharmaka zu umgehen, gerät der Patient damit »vom Regen in die Traufe«, denn diese Medikamentengruppe ist bekanntlich selber mit zum Teil schwerwiegenden Nebenwirkungen behaftet.

Es sieht also leider so aus, dass die moderne Medizin bei der Lösung dieses Problems nur zwischen Scylla und

Charybdis entscheiden kann und eigentlich doch recht hilflos vor einem sehr ernsten Problem steht.

Eine gewisse Hoffnung für die Betroffenen sind therapeutische Zubereitungen aus Pflanzenextrakten. Doch leider sind diese für einzelne Pateinten oftmals zu schwach, um wirklich eine Linderung des Leidens zu erreichen.

Müssen wir denn jetzt an dieser Stelle vor einer großen Herausforderung kapitulieren?

Der Leser ahnt sicher schon, dass es hier eine Lösungsmöglichkeit gibt, über die die moderne Medizin an keiner Stelle auch nur andeutungsweise spricht. In der gesamten Literatur über die Behandlung von Schlafstörungen finden bioidentische Hormone keinerlei Erwähnung!

Anstatt das zu sehen, was vor dem Auge liegt und worüber bereits ausreichend gute Erfahrungen gesammelt werden konnten, schaut man in den vielen Schlaflaboren nach immer neuen medikamentösen Therapiemöglichkeiten.

Geben wir also den bioidentischen Hormonen Raum für ihren rettenden Auftritt!

Wir werden in diesem Kapitel unser Hauptaugenmerk auf das wichtige Hormon »*Progesteron*« legen.

Wenn man in der leider nur spärlichen Literatur über die Wirksamkeit der bioidentischen Hormone nachforscht, wird man so gut wie keine Angaben über eine besondere schlaffördernde Wirkung lesen können.

Es war, wie so häufig, der Zufall, der die unglaublich positive Wirkung auf einen gestörten Schlaf zutage brachte.

In den Anfangsjahren meiner Forschungen war es mein Bemühen, die optimale Kapseldosis für das Erreichen der von mir erarbeiteten Idealbereiche der Hormone Östradiol und Progesteron zu ermitteln. Es war dabei unvermeidbar, dass ich – von einer geringen Dosis beginnend – mich langsam in höhere Bereiche vorgewagt habe. Es war mir sehr wichtig zu erforschen, ab welcher Dosis die volle Wirksamkeit erreicht ist und bei welcher Dosierung der positive Effekt nicht mehr verbessert werden konnte. Der Körper der Behandelten zeigte genau an, wann es genug war und ab welcher Dosis die erzeugten Wirkspiegel nicht mehr toleriert wurden. Beim Östradiol warnte der Körper schon früh mit deutlichem Spannungsschmerz im Brustdrüsenkörper – und das auch bei Männern!

Beim Progesteron klagten manche Patienten recht bald bei Überschreitung einer bestimmten Tagesdosis, also eines definierten Messwertes, über quälende Müdigkeit, während andere aber hocherfreut berichteten, endlich wieder einen erholsamen Tiefschlaf erlebt zu haben.

War eine schlaffördernde Wirkung von Progesteron eine der vielen, an Wunder grenzenden Wirkungen dieses Hormons?

Und wie war es mit einem zuvor gestörten Schlaf, wenn Patienten über längere Zeit keine Überdosis, sondern eine Idealdosis innerhalb der Normbereiche vorwiesen?

Es war genau so, nur war der Wirkeintritt nicht so unmittelbar wie bei einer Überdosierung. Und der Effekt war auch keine »quälende Müdigkeit« mehr, sondern es wurde durchweg von den Männern und Frauen über einen als sehr angenehm empfundenen Schlaf berichtet. Er war so, wie in den Jugendjahren!

Das war letztendlich ein sehr schöner und hocherwünschter »Kollateraleffekt« einer Substitution mit Progesteron.

Da all diese Patienten ursprünglich nicht wegen Schafstörungen, sondern wegen Beschwerden in den Wechseljahren in unsere Hormonsprechstunde, die ich mit meiner Frau zusammen führte, kamen, haben wir je nach Ausfall der Hormonanalyse immer dann zusätzlich mit Östradiol (oder auch nur mit Östradiol, wenn der Progesteronspiegel im Normbereich lag) behandelt. Auch bei der alleinigen Gabe von Östradiol kam es zu einer Verbesserung des Schlafs, die jedoch nicht so ausgeprägt ausfiel, wie wir es beim Progesteron beobachten konnten.

Ist Progesteron also ein bewährtes Schlafhormon?

Ja!!!

Und was diese Wirkung des Progesterons noch umso bedeutungsvoller macht, ist die Tatsache, dass es außer einer manchmal als zu stark empfundenen Müdigkeit so gut wie keine anderen ernstzunehmenden Nebenwirkungen gab. Und das im krassen Gegensatz zu den pharmakologischen Präparaten, die ich oben beschrieben habe!

Doch was heißt hier eigentlich »so gut wie keine« anderen Nebenwirkungen?

Hin und wieder konnte ich bei unseren Patienten die Klage hören, dass sie etwa zwei Stunden nach der morgendlichen Kapseleinnahme einen leichten Schwindel verspürten und das Gefühl hatten, als würden sie zehn Zentimeter über dem Boden schweben ...

Bei einer Kontrolle der Laborwerte zeigte sich dann sehr schnell, dass bei diesem Patienten der Grenzwert für Progesteron sehr weit nach oben überschritten war. Es fanden sich dabei Serumspiegel, die 60 ng/ml und noch höher wurden.

Eine sofortige Reduzierung der Kapseldosis für Progesteron konnte dieses unangenehme Phänomen recht schnell beseitigen, wobei sich als Erstmaßnahme bewährt hat, dass Betroffene bis zum Eintreffen der neuen Kapseln mit der reduzierten Progesterondosis für ein paar Tage ausnahmsweise nur abends eine der bisherigen Kapseln einnehmen sollten.

Auffällig war ein deutlicher Unterschied in der Häufigkeit bei Männern und Frauen. Während vielleicht Frauen für eine Schwangerschaft von der Evolution auf höhere Progesteronspiegel vorbereitet sind, fehlt bei Männern verständlicherweise diese Vorausschau der Evolution und ihr Körper reagiert empfindlicher auf eine unbeabsichtigt exzessive Überdosierung.

Nach Absenken der Dosis in den Idealbereich waren diese Beschwerden absolut rückläufig und hatten auch keine Nachwirkungen.

Wir können also diese eher seltene Nebenwirkung als iatrogen erzeugt, unangenehm empfunden, aber nicht besorgniserregend einstufen.
Im Gegensatz zu den benzodiazepinhaltigen Schlaftabletten besteht bei Progesteron kein Suchtpotential!

Und nebenbei bemerkt, könnte sich auch niemand mit einer noch so hohen Dosis Progesteron das Leben nehmen, denn dann hätten wir alle als Embryo unter den astronomisch hohen Progesteronspiegeln unserer Mütter nicht überleben können.

Und damit wird die Einnahme von natürlichem Progesteron in meinen Augen zu einem Mittel der ersten Wahl bei einer Insomnie!

Wie gestaltet sich das therapeutische Vorgehen?

Wir haben bei der Behandlung der Insomnie zwei Patientengruppen vor uns: *Junge Menschen* noch vor den schicksalhaften Veränderungen der Wechseljahre und *ältere Patienten,* die das Problem der Schlaflosigkeit eingebettet in das klimakterische Syndrom zeigen.

Bei der Gruppe der jüngeren Patienten werden wir in der Regel (noch) keine gestörten Wirkspiegel für Östradiol finden. Es kommt in diesen Fällen also eine reine Progesteron-Mono-Therapie in Betracht, ein Vorgehen, wie ich es weiter oben bei der Behandlung der Dysmenorrhoe beschreibe. Wir verwenden also Progesteron nicht in erster Linie zur Substitution, sondern als Therapeutikum ein. Und das selbst dann, wenn wir keine Defizite in der Hormonanalyse nachweisen. Wir nutzen dann einfach die enorme therapeutische Breite einer Progesteronanwendung aus! Wir können dann auf diese Weise ein Ansprechen auf diese Behandlungsmöglichkeit austesten, ohne Gefahr für den Patienten oder die Patientin herauf zu beschwören.

Die Verordnung einer Progesteron »Rimkus® Kapsel« wird, ähnlich wie eine schulmedizinische Schlaftablette, abends etwa zwei Stunden vor dem Zubettgehen eingenommen. Denn zwei Stunden nach der Kapseleinnahme ist der Resorptionsgipfel erreicht und somit die höchste Wirksamkeit des Hormons.

Es wird folgendes Rezept ausgestellt, welches bei einer der zertifizierten Apotheken eingelöst werden kann, deren Anschriften auf der Website www.hormon-netzwerk.de zu finden sind.

Rezeptbeispiel

Rimkus ® Kapseln N

Progesteron, natürl. mikron. 100 mg *(eventuell kann bei starken Beschwerden höher dosiert werden)*

Cholecalciferol	z. B.	2500 I.E.
Kupferglukonat		0,05 mg
Zinkglukonat		35,0 mg
q.s. Olivenöl		Nr. C

Bei der Gruppe B, den älteren Patienten, die bereits im Bereich der Wechseljahressymptomatik angekommen sind, wird je nach Ausfall der Hormonanalyse auch Östradiol mit in das therapeutische Programm integriert.

Die Rezepturen und das weitere Vorgehen unterscheiden sich nicht von den Empfehlungen für die Behandlung der Wechseljahre, wie ich sie in meinen Leitfäden beschreibe (siehe Literaturverzeichnis am Ende des Buches).

Damit haben wir für die Behandlung der Schlafstörungen ein effektives und nebenwirkungsarmes Angebot für unsere Patienten, das sich bei einer immer breiter werdenden Anwendung bereits bestens bewährt hat.

3.2.12 Depressionen

Depressionen belasten in hohem Masse den Arbeitsmarkt.

Die Zahl der Fehltage am Arbeitsplatz hat sich in den letzten zwanzig Jahren mehr als verdreifacht. Von der Länge der Krankschreibung liegt in letzter Zeit die Depression bei Frauen weit an der Spitze und hat die frühere Diagnose »Rückenleiden« deutlich überholt.

Betroffen sind in der Merzahl Frauen. Sie kamen im Vergleich zu Männern auf mehr als sechzig Prozent der Ausfalltage wegen psychischer Störungen. Nach einer Analyse des Berliner Iges Instituts, welches 2016 die Daten von 2,6 Millionen Erwerbstätigen der DAK-Versicherten auswertete, kamen auf 100 beschäftigte Frauen 311 Fehltage, auf 100 beschäftigte Männer bei der gleichen Diagnose 191 Fehltage. Beides sind allerdings alarmierende Zahlen!

Auffällig und für den Arbeitsmarkt besonders belastend, ist die Zahl der Fehltage, die unter Depressionen eine Krankschreibung nach sich ziehen. Durchschnittlich, über beide Geschlechter verteilt, beträgt der Ausfall am Arbeitsplatz 34,8 Tage. Damit liegt die Depression an erster Stelle der Fehlzeiten. Die ehemalige »Nummer

1« in der Statistik, die Herz-Kreislaufbeschwerden, liegt bei 20,4 Tagen, bei Skeletterkrankungen sind es 18 Tage, während Atemwegserkrankungen nur einen Anteil von 6,5 Tagen an den Fehltagen haben. Die psychischen Erkrankungen sind auch der Hauptgrund für eine Frühberentung wegen Erwerbsunfähigkeit.

Wir erkennen an diesen Zahlen die enorme Häufigkeit von Depressionen und sehen deutlich die folgenschweren Auswirkungen am Arbeitsplatz. Wenn wir diese Entwicklung beobachten, so kommt uns unsere moderne Medizin ziemlich hilflos vor. Gäbe es ein schlüssiges Konzept für die Behandlung der Depressionen, so dürften die Zahlen eigentlich nicht von Jahr zu Jahr so stark ansteigen und die enorme Belastungen auf dem Arbeitsmarkt verursachen, die wir heute beobachten können.

Wie erklären sich nun unsere Wissenschaftler das Phänomen der ständigen Zunahme der Depressionen?

Die Überlastung der Mitarbeiter am Arbeitsplatz führt angeblich zu einer erhöhten Fehlerquote, was ein vermindertes Durchhaltevermögen und eine erhöhte Vergesslichkeit implementiert und in Folge auch zu zahlreichen körperlichen Beschwerden wie Schlafstörungen(!), Energielosigkeit und Depressionen führen kann.

Das wären dann Gründe für das Auftreten einer Depression, die sozusagen von außen auf den Menschen eindringen und denen er sich in unserer modernen, digitalisierten Arbeitswelt nur schwer entziehen kann. Sicher ist dafür aber auch eine gewisse Präposition ausschlaggebend, denn längst nicht alle Arbeitnehmer oder Arbeitnehmerinnen erkranken ja daran.

Es müssen also noch andere Ursachen vorhanden sein, denn auffällig viele ältere Menschen, ja sogar Rentner, die schon lange nicht mehr im Arbeitsprozess eingebunden sind, haben einen hohen Anteil an der Zahl der Erkrankungen.

Diese Ursachen sind endogen, also vom Inneren ausgehend, und tragen ursächlich dazu bei, eine Depression zu triggern. Es ist natürlich schwer, hier immer eine saubere Trennung von »endogen«, »exogen« oder »reaktiv« zu vollziehen.

In einer Abbildung der Deutschen Depressionshilfe wird diese unterschiedliche Kausalität sehr gut dargestellt. Wie ich schon sagte, sind die Ursachen in der Praxis aber nicht immer ganz klar und eindeutig zu definieren, wie auf dem Schema gezeigt. Oft sind die Ursachen aus beiden Quellen zu suchen.

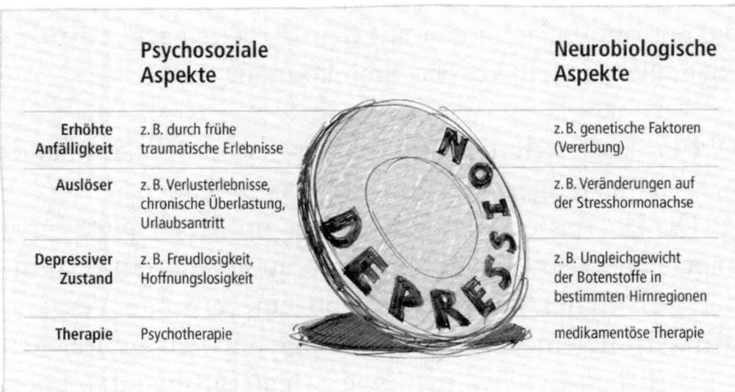
Psychosoziale Aspekte
Neurobiologische Aspekte
Erhöhte Anfälligkeit
z. B. durch frühe traumatische Erlebnisse
z. B. genetische Faktoren (Vererbung)
Auslöser
z. B. Verlusterlebnisse, chronische Überlastung, Urlaubsantritt
z. B. Veränderungen auf der Stresshormonachse
Depressiver Zustand
z. B. Freudlosigkeit, Hoffnungslosigkeit
z. B. Ungleichgewicht der Botenstoffe in bestimmten Hirnregionen
Therapie
Psychotherapie
medikamentöse Therapie
DEPRESSION

Abb. 5: Die psychosoziale und körperliche Seite der Depression, zwei Seiten der gleichen Medaille (aus: https://www.deutsche-depressionshilfe.de/start)

Eine Spur in dieser Abbildung möchte ich jetzt einmal weiter verfolgen. Es ist die Anschuldigung, dass eine medikamentöse Behandlung der Auslöser einer Depression sein kann.

In der Tat, gibt es nicht wenige der häufig verordneten Medikamente, die in ihrem Beipackzettel bei der Aufzählung der Nebenwirkungen ganz besonders auch das mögliche Auftreten einer Depression hervorheben. Eigentlich eine merkwürdige Nebenwirkungsgefahr bei einem Pharmakon, welches eine Depression doch behandeln sollte ...

Wissenschaftler der University of Illinois in Chicago fanden bei eigenen Untersuchungen heraus, dass etwa 37 Prozent aller Medikamente Depressionen als Nebenwirkungen haben können. Besonders hervorgehoben werden in diesem Zusammenhang:

- »Anti- Baby-Pillen«,
- ein Drittel aller Schmerzmittel,
- viele Psychopharmaka (??!)
- und ein hohe Anzahl von Herz- und Blutdruckmedikamenten

Ein Blick auf den Beipackzettel würde es für viele Pateinten ersichtlicher machen, ob das Ihnen verordnete Medikament zu der oben erwähnten Gruppe mit den beschriebenen Nebenwirkungen gehört.

Ich möchte jetzt aber gern noch einer zweiten Spur folgen, die in Abbildung 5 erwähnt wird:

Es ist das »Ungleichgewicht von Botenstoffen in bestimmen Hirnregionen«.

Um dieser Spur weiter folgen zu können, müssen wir uns mit der Synthese und Bedeutung der sogenannten Neurotransmitter beschäftigen.

Als Neurotransmitter bezeichnet man Botenmoleküle im Gehirn, die die Kommunikation der grauen Hirnzellen untereinander ermöglichen.

Zwei wichtige Neurotransmitter sind das bekannte Dopamin und das Serotonin. Diese werden allgemein auch als »Glückshormone« bezeichnet.

Während an den Synapsen der Nervenenden die Übertragung der Information üblicherweise elektrisch erfolgt, greift das Gehirn selbst in hohem Masse auf eine chemische Übertragung der Informationen mit eben diesen Neurotransmittern zurück. An den speziellen Synapsen befinden sich Rezeptoren, die, ähnlich wie bei den Sexualhormonen, nach dem »Schlüssel/Schloss-Prinzip« dafür sorgen, dass nur der für eine bestimmte Wirkung vorgesehene Transmitter reagieren kann, anregende oder auch hemmende Einflüsse auf die grauen Zellen zu bewirken.

Jeder dieser Rezeptoren besitzt die Fähigkeit, die Freisetzung, die Wirkung, das Recycling und die Wiederaufnahme des Neurotransmitters reibungslos zu garantieren.

Viele Medikamente und Rauschmittel greifen in diesen hochsensiblen Prozess aktivierend oder auch blockierend (wie zum Beispiel Drogen) ein.

Neben den beiden bekannten Neurotransmittern Serotonin und Dopamin gibt es noch eine Vielzahl an weiteren Substanzen, die in neuerer Zeit entdeckt wurden.

Eine sehr wichtige Rolle spielt dabei auch das Acetylcholin.

Kommen wir aber zurück zum Serotonin, welches für die Behandlung unseres Themas »Depressionen« besonders interessant ist:

Serotonin hat auch außerhalb des Gehirns unter anderem die wichtige Funktion, den Blutdruck durch die Spannung der Blutgefäße zu regulieren. Im Gehirn beeinflusst es die Schmerzempfindung, den Schlaf-Wachrhythmus und den allgemeinen Gemütszustand.

Ein Serotoninüberschuss erzeugt Unruhe und Halluzinationen. Aus einem Mangel heraus entstehen depressive Verstimmungen (!), Angst und Aggressionen.

Auch das zur Gruppe der Katecholamine gehörende Dopamin ist in erheblichem Maße daran beteiligt, motivations- und antriebssteigernde Effekte im Gehirn zu generieren. Ein Mangel an Dopamin begünstigt das Auftreten eines M. Parkinson.

Serotonin ist sogar in vielen Nahrungsmitteln enthalten, jedoch kann dieses Serotonin die Blut-Hirnschranke nicht überwinden.

Das Gehirn bildet sich also »sein« Serotonin aus der Aminosäure Tryptophan selber. Es ist daher möglich, die Serotoninsynthese im Gehirn über den Tryptophanspiegel zu beeinflussen, ein Effekt, der in vielen Psychopharmaka ausgenutzt wird.

Die Höhe des Tryptophanspiegels ist seinerseits wiederum von einer kohlenhydratreichen Kost abhängig. Kohlenhydratmangel führt dann über diesen Mechanismus zu Schlafstörungen und Depressionen.

Erklärt sich vielleicht so das Geheimnis des Glücksgefühls beim Naschen und dem Genuss von süßer Schokolade? Und ebenso bei der Entwicklung einer Hyperphagie?

Interessant ist die Beobachtung aus der Praxis, dass sich trotz massiver Zufuhr von Tryptophan der Serotoninspiegel nicht im erhofften Maße erhöhen ließ, um zum Beispiel eine Depression zu behandeln.

»Irgendetwas« scheint dann noch zu fehlen …?

Sie ahnen schon, worauf ich hinaus will

Vielleicht hatte bis jetzt mancher Leser dieses Kapitels den Eindruck, dass ich mich mit der Beschäftigung der Depression meilenweit vom eigentlichen Thema »bioidentische Hormone« entfernt haben könnte. Doch das schien nur so! In Wirklichkeit haben wir uns nämlich ganz allmählich dem wichtigsten Partner bei der Bildung und Steuerung der Neurotransmitter genähert.

Wir sind genau an dem Punkt angekommen, wo ein Hormon die Bühne betritt!

Während wir bei den Schlafstörungen unser Hauptaugenmerk auf das Progesteron gerichtet haben, *steht nun bei der Depression Östradiol absolut im Fokus unseres Interesses.*

Es konnte nachgewiesen werden, dass die Zufuhr von Östradiol den Spiegel für Serotonin und Dopamin messbar erhöht. (R. Dahlke) Umgekehrt sinkt der Serotoninspiegel beim Abfall von Östradiol, wie es ja typisch für das höhere Lebensalter in den Wechseljahren ist.

Eine junge Frau durchlebt die Auswirkungen verschiedener Phasen ihrer Serotoninproduktion im Verlauf jedes einzelnen Menstruationszyklus. Sie durchläuft quasi jeden Monat eine Art »Mini-Wechseljahre«.

Mit steigenden Östradiolspiegeln in der ersten Zyklusphase steigt auch ihr Wohlbefinden stetig an, um dann zum Eisprung mit den höchsten Serotonin- und Östradiolspiegeln seinen Höhepunkt zu erreichen.

Mit jähem Abfall der physiologischen Östradiolwerte auf einen Basiswert, verschlechtert sich zunehmend auch die Stimmung. Die Schmerzempfindung ist gesteigert und es stellt sich zunehmend eine gewisse »Kratzbürstigkeit« ein, die während der Menstruation ihren Höhepunkt hat.

Selbst in der Kriminalstatistik hat dieses Phänomen seinen Niederschlag gefunden. Die Statistik zeigt, dass schwere Gewaltverbrechen, so sie denn überhaupt von Frauen verübt werden, signifikant in der Zeit kurz vor Einsetzen der Periode oder während der Periode verübt werden.

Und wie schafft es die Natur, eine Frau aus dieser misslichen Gemütslage zu befreien?

Sie erhöht zu Beginn des nächsten Zyklus schrittweise die Östrogenproduktion und »über Nacht« geht es einer Frau dann auch deutlich besser. Sie ist wieder fröhlich und schaut positiv in den Tag und in die Zukunft.

Das brachte mich als Frauenarzt auf die Idee, dieses geniale Programm der Natur zu kopieren, um daraus ein Konzept zur Behandlung einer Depression mit bioidentischem Östradiol zu machen.

Dieses Konzept musste ja höchst erfolgreich sein und sogar frei von den üblichen oben aufgeführten Nebenwirkungen bleiben, immerhin hatte die Evolution Millionen von Jahren Zeit, das optimale Konzept zu entwickeln und jede junge Frau erlebt in jedem ihrer Menstruationszyklen nebenwirkungsfrei dieses wunderbare therapeutische Konzept.

Das funktioniert allerdings nur optimal, wenn der Körper bei der Dosierung selber keine Fehler macht oder wenn seine Hormonproduktion vielleicht zu schwach oder gestört für eine optimale Hormonversorgung ist.

Solche Störungen haben wir in den Kapiteln über die Dysmenorrhoe, das praemenstruelle Syndrom und das PCO-Syndrom kennen gelernt.

Und genau so wären auch Nebenwirkungen zu erwarten, wenn eine Ärztin oder ein Arzt bei der Behandlung mit falschen Dosierungen der Hormone arbeitet oder gar die falschen Hormone einsetzt!

Wenn ausschließlich bioidentische Hormone zur Anwendung kommen, hat der Arzt eine elegante, eine hoch wirksame und obendrein sogar nebenwirkungsfreie Therapiemöglichkeit zur Hand, deren Erfolg schon nach überraschend kurzer Zeit eintritt.

Das geht oft so schnell, dass Arzt und Patient an ein Wunder glauben! Die Abhängigkeit der körpereigenen Produktion von Serotonin und Dopamin liefert uns also eine Erklärung für das Auftauchen von Depressionen im Verlauf eines physiologischen Abfalls der Östrogenbildung im Alter. Wäre dies dann eventuell auch eine Erklärung (und eine Therapieoption) für die beiden immer häufiger werdenden Alterserkrankungen, dem Morbus Alzheimer oder dem Morbus Parkinson?

Kommen wir zurück zur Depression.

Hatte eine Frau oder ein Mann noch vor wenigen Tagen nur »Schwarz gesehen« und nichts, aber auch gar nichts mehr an Lebenswertem im depressiven Jammertal ausmachen können, sich sogar oft dabei ertappt, dass die Gedanken immer wieder darum kreisten, wie man schnellstens und endgültig aus dem Leben scheiden könnte? Und plötzlich steht ein solcher Mensch oft schon nach wenigen Tagen der Behandlung staunend und nahezu ungläubig vor der enormen Veränderung, die eine kleine Hormonkapsel bei ihm bewirken konnte.

Wie oft wurde mir berichtet, dass es Patienten als ein Wunder erlebten, wie schnell sich ihre trostlose Lage ins Gegenteil verkehrt hat.

Dieses Staunen über einen so kurzfristig erreichbaren Erfolg war umso ausgeprägter, je mehr Therapieversuche in psychiatrischen Praxen oder Anstalten diesem oft als »allerletzten Versuch« bezeichneten Weg vorausgegangen waren.

Denn leider ist in diesem Fachgebiet ein Zusammenhang zwischen naturidentischem Östradiol und dem Anstieg des Serotonins oder des Dopamins nicht bekannt. Bei allen Therapiekonzepten findet die Wirkung von Östradiol bei der Behandlung einer Depression keine Erwähnung. Zu weit verbreitet ist ungerechtfertigterweise der üble »Ruf« des Östrogens, dass es sich hier angeblich um ein Hormon mit erheblichem und schwerwiegendem Nebenwirkungspotential, bis hin zur Krebsentstehung handelt.

Das sind die negativen Auswirkungen, die durch unsere Wissenschaftler verursacht werden, die immer, wenn sie von »Östrogen« sprechen, die synthetischen Hormonplagiate der Pharmaindustrie meinen, und mit keinem Wort die lebenserhaltende Alternative, nämlich die bioidentischen Hormone, auch nur ansatzweise erwähnen oder die Unterschiede klar definieren.

Und so bleibt dann eine so potente Therapie vielen depressiven Patienten leider noch verschlossen.

Als sehr erfreuliches Hoffnungszeichen für die Betroffenen beobachte ich ein zunehmendes Interesse von Ärztinnen und Ärzten aus dem Fachgebiet der Psychotherapie an den Intensivseminaren unseres Netzwerkes zum Erlernen der Methode Rimkus®. Eine Kollegin berichtete mir, dass schätzungsweise 50 bis 60 Prozent ihrer depressiven Patienten hervorragend auf die Behandlung mit Östrogen ansprechen. Das ist ein absolut hoher Prozentsatz und zeigt uns auch, dass es weitere Gründe geben muss, die eine Depression zur Folge haben.

Es bleibt also noch genug ärztliche Arbeit in der psychiatrischen Praxis zurück.

Wie gestaltet sich nun die Therapie?

Ich habe bereits angedeutet, dass der weibliche Menstruationszyklus unser Vorbild ist. Die Behandlung wird also in zwei Stufen ablaufen:

Einer *ersten Phase* mit einer reinen Östrogengabe, die in der *zweiten Phase* mit dem Zusatz von Progesteron kombiniert wird. Da aber die Natur auch in der ersten Zyklusphase der Frau eine kleine »Stützmenge« Progesteron verwendet, empfehle ich eine Rezeptur, die diesen besonderen Umstand berücksichtigt. Die Patientin erhält also zwei verschiedene Kapseln (A- und B-Kapsel) rezeptiert.

Unser erstes Rezeptbeispiel ist für Frauen gedacht, die sich noch nicht ganz in den Wechseljahren befinden, sondern in einer Phase, die man als Praeklimakterium bezeichnet. Das ist ein Zeitraum vom Ende des 30. Lebensjahrzehnts bis etwa zum 45. oder 46. Lebensjahr, das nach statistischen Erhebungen sehr stark mit Depressionen belastet ist. In diesem Lebensabschnitt menstruiert eine Frau noch relativ regelmäßig, was wir im Therapieschema berücksichtigen müssen.

Eine depressive Frau erhält die folgende Rezeptur – immer vorausgesetzt, dass ein entsprechender Hormonmangel durch eine Blutanalyse nachweisbar ist. Die Grundanalyse ist auch die Basis für die individuellen Hormondosierungen in den Kapseln.

A- KAPSEL:

Rimkus®-Kapseln N	
Östradiol, mikron.	1,0 mg
Progesteron, mikron.	30 mg
Cholecalciferol z. B.	2500 I.E.
Zink- D-glukonat	35 mg
Kupferglukonat	0,05 mg
q. s. Olivenöl	Nr.: C

Die Patientin nimmt ab dem 7. Zyklustag jeweils 2 x 1 Kapsel zehn Tage lang ein und geht dann bei gleicher Einnahme von 2 x 1 Kapsel auf die B-Kapsel über, die sie zwölf Tage lang einnimmt.

B-KAPSEL:

Rimkus®-Kapseln N	
Östradiol, mikron	0,8 mg
Progesteron, mikron	100 mg
Cholecalciferol z. B.	2500 I.E.
Zink-D-glukonat	35 mg
Kupferglukonat	0,05 mg
q. s. Olivenöl	Nr.: C

Danach erfolgt eine Einnahmepause von sechs Tagen, zum Abbluten der proliferierten Gebärmutterschleimhaut.

Am 7. Tag erfolgt die weitere Einnahme wie oben gestartet. Daraus resultiert dann rein rechnerisch ein 28-tägiger Zyklus.

Bei schweren Depressionen ist es sinnvoll, einem Absturz des Östradiolspiegels in der 6-tägigen Pause entgegen zu wirken, indem die Patientin für diese Zeit besondere Kapseln mit 0,5 mg Östradiol verordnet bekommt. Diese »Überbrückungskapseln« werden ebenfalls 2 mal täglich eingenommen.

Den mit der Methode Rimkus® vertrauten Kolleginnen oder Kollegen fällt sicher auf, dass ich hier etwas von meinen üblichen Empfehlungen für die Kapseldosierung abweiche. Da es sich ja bekanntlich bei einer Depression um eine durchaus lebensbedrohliche Erkrankung handelt, verzichte ich auf die »Einschleichphase« und starte primär mit einer mittelgradig hohen Hormondosierung, wobei auch in der A-Kapsel, abweichend von der üblichen Wechseljahresbehandlung, eine relativ geringe Menge an Progesteron mit enthalten ist. Diese Kombination soll den Anfangseffekt von möglichem Brustspannen etwas abfedern. Man riskiert zwar ein gewisses Spannungsgefühl in der Brustdrüse, welches aber in Relation zur Schwere der Erkrankung als unerheblich und ertragbar einzustufen ist. Die Dosierung für Östradiol ist in der B-Kapsel leicht abgesenkt, um dem Brustspannen etwas entgegen zu wirken. 0,8 mg Östradiol pro B-Kapsel ist immer noch eine ausreichend hohe Dosis, um den antidepressiven Effekt zu erhalten.

Wenn die Depression unter Kontrolle ist, kann die Dosierung nach dem klinischen Bild und der Analyse bei der ersten Kontrolle drei Monaten nach Therapiebeginn angepasst werden. In der ersten Therapiephase hat aber die Depressionsbehandlung absolute Priorität, worauf die Patientin hinzuweisen ist.

Ferner sollte die Patientin darauf hingewiesen werden, dass es unter der Behandlung in den Pausen zu regelmäßigen Blutungen kommen wird, was sie sonst sehr beunruhigen würde, vor allem, wenn die monatlichen Blutungen bei ihr vielleicht schon aufgehört haben oder nur ganz vereinzelt aufgetreten sind.

Das Therapieschema für den Mann.

Bei Männern ist das Vorgehen während der Hormonzufuhr im Gegensatz zu den Frauen relativ einfach, weil hier natürlich keine Rücksicht auf einen Uterus mit Blutungsbereitschaft genommen werden muss. Hier gibt es deshalb auch keine zwei verschiedenen Kapseln A und B und auch keine Pausen zum Abbluten einer proliferierten Schleimhaut, sondern der Mann erhält nur eine einzige Sorte von Kapseln, allerdings in einer deutlich niedrigeren Dosierung der Hormone als bei Frauen.

Das Hauptproblem ist dabei leider der Mann selber!

Ich möchte betonen, dass auch beim Mann das Hauptaugenmerk für die Behandlung seiner Depressionen auf dem Östradiol liegt! In der Anfangsphase meiner Forschungen habe ich die ersten, höchst beeindruckenden Erfolge bei der Depressionsbehandlung durch alleinige Gabe von Östradiol erleben können.

Allerdings bedeutet es für einen Mann eine gewisse Überwindung, sich für eine Therapie bereit zu erklären, in der das angeblich »nur weibliche Hormon Östradiol« verwendet wird (Der Mann ist das Problem!). Wenn aber der Leidensdruck sehr groß war und der Patient vielleicht durch die Erfolge eines Freundes in die Sprechstunde kam, war der Entschluss zur Östradiolbehandlung so weit gefestigt, dass er nicht durch Desinformationen aus seinem Umkreis (leider oft durch seinen Urologen!) demotiviert werden konnte.

Erst viel später habe ich in das Therapiekonzept der Männer auch das Progesteron integriert. Hierzu finden Sie viele interessante Informationen in meinem beliebten Männerbuch *Der Mann im Wechsel seiner Jahre*.

Rezeptbeispiel für einen Mann:

Wie ich schon betonte, erhält ein Mann für seine Behandlung ebenso die Hormone Östradiol und Progesteron. Die Betonung liegt auch hier beim Östradiol und auch beim Mann wird in diesem Fall von einem langsamen »Einschleichen« in die Behandlung wegen der Schwere der Erkrankung abgesehen.

Als Nebenwirkung sollte ein Mann unbedingt darauf aufmerksam gemacht werden, dass es vorübergehend zu einem teils unangenehmen Spannungsgefühl im männlichen Brustdrüsenkörper kommen kann.

Gemessen an der langen Liste von schwerwiegenden Nebenwirkungen der allermeisten Psychopharmaka sollte es einem Mann zugemutet werden können, vorübergehend diese an sich ja harmlose Nebenwirkung zu akzeptieren, die absolut kein Zeichen dafür ist, dass man sich etwa in eine Frau verwandelt ...

Ist die Depression beherrscht, kann in den allermeisten Fällen auf eine niedrigere Erhaltungsdosis übergegangen werden. Auch diese Nachjustierung im Therapieplan wird anhand des klinischen Bildes und der Hormonanalyse im Blutserum gemacht.

Und vergessen Sie bitte nicht!

Würden hier nicht ausschließlich bioidentische Hormone verwendet werden, sondern die leider üblichen Synthetika, so würde sich die therapeutische Wirkung ins Gegenteil verkehren!

Tatsächlich hat es vor langer Zeit einen Behandlungsversuch bei Männern mit dem so genannten »natürlichen Östrogen« Presomen® (aus Stutenurin gewonnen!) gegeben, der in einem Fiasko endete, was wir uns mit unseren differenzierten Kenntnissen über die Wirksamkeit der Originale gegenüber den Plagiaten sicher sehr gut vorstellen können. Ich werde im nächsten Kapitel noch kurz auf das Ergebnis dieser Studie zu sprechen kommen.

REZEPTBEISPIEL:

Rimkus®-Kapseln N	
Östradiol, mikron	0,25 mg
Progesteron, mikron	80 mg (z. B. 100 mg?)
Cholecalciferol z. B.	2500 I.E.
Zink-D-glukonat	35 mg
Kupferglukonat	0,05 mg
q. s. Olivenöl	Nr.: CC

Von dieser Rezeptur nimmt ein Mann zweimal täglich eine Kapsel ohne Pausen ein und stellt sich drei Monate nach Therapiebeginn zur ersten klinischen Bilanz (die oft schon sehr positiv ausfällt!) und zu einer Hormon-Kontrollanalyse vor, um die Hormondosen in den Kapseln den aktuellen Gegebenheiten anzupassen.

Zusammenfassend sei gesagt, dass mit einer Östrogenbehandlung ein höchst wirksames Konzept zur Verfügung steht, depressiven Frauen und Männern eine wirkungsvolle Hilfe anzubieten. Diese Praxis hat sich bereits seit vielen Jahren bestens bewährt.

3.2.13 Kardiovaskuläre Probleme

In diesem letzten Kapitel werde ich Ihnen ein therapeutisches Konzept vorstellen, das ähnlich wie bei der Behandlung der Endometriose in krassem Widerspruch zu den Empfehlungen der sogenannten Schulmedizin steht. War es bei der Endometriose das absolute Gegenteil der Therapieempfehlungen unserer universitären Kollegen, die ja den betroffenen Frauen eine mindestens einjährige Unterdrückung ihrer körpereigenen Hormonproduktion aufzwingen, habe ich Ihnen umgekehrt eine Substitution von Hormonen empfohlen. Bei dem folgenden Kapitel über kardio-vaskuläre Probleme werde ich Sie unter dieser Diagnose mit den enormen Vorteilen einer Substitution mit Östradiol und Progesteron bekannt machen, obwohl zum Beispiel die Verordnung von »Östrogenen« nach den Vorgaben dieser Mediziner eine absolute Kontraindikation dafür darstellt. Nach Meinung der Schulmedizin erhöht Östrogen angeblich das Risiko für Herzinfarkte, Thrombosen und Embolien. Diese Warnung findet man dann auch auf den Beipackzetteln der entsprechenden Pharmaka, so auch bei der »Pille«.

Und wieder haben wir das gleiche Problem. Warum habe ich den Mut, Ihnen ein rechtzeitiges Auffüllen gemessener Defizite der erwähnten Hormone zum *Schutz* (!) vor diesen sehr häufigen Erkrankungen zu empfehlen?

Die Antwort ist ganz einfach und immer wieder dieselbe! Wenn unsere Wissenschaftler von den Hormonen Östrogen und Progesteron sprechen, meinen sie in der Regel immer die Substanzgruppe, die ihnen wohlbekannt ist, nämlich die chemisch veränderten Originale, also die Hormonplagiate. Diese Medikamente sind in Wahrheit keine Hormone im eigentlichen Sinne, sondern Hormondisruptoren. Sie sollten bei der Verordnung beim Menschen eigentlich keine Rolle spielen.

Die Aufzählungen und Warnungen unserer Wissenschaftler vor den Nebenwirkungen und Spätfolgen dieser »Hormone« beweisen uns, dass hier nicht über bioidentische Hormone gesprochen wird, sondern über Substanzen, die zwar von ihnen so genannt werden aber die genau gegenteilige Wirkung wie die Hormone im menschlichen Körper haben.

Ein gutes Beispiel für eine eigentlich vorausschaubare negative Wirkung einer falschen Substanz war der frühzeitige Abbruch einer amerikanischen Studie, in deren Rahmen Männern als Schutz vor einem Herzinfarkt nicht bioidentisches Östradiol, sondern Östrogenmetabolite aus dem Urin trächtiger Stuten (bekannt als »natürlich konjugiertes Östrogen« = Presomen® oder Premarin®) gegeben wurden. Ich erwähnte diese Studie bereits im Kapitel über Depressionen.

Statt eine Schutzwirkung gegen einen Herzinfarkt aufzubauen, musste diese Studie schon nach kurzer Zeit wegen zahlreicher schwerwiegender Nebenwirkungen vorzeitig abgebrochen werden. Eine große Zahl der Studienteilnehmer erlebte nämlich eine massive Verschlimmerung ihrer kardialen Probleme bis hin zum Herzinfarkt.

Unsere Wissenschaftler schlossen daraus, dass sich also Östrogen, entgegen den Erwartungen, nicht für eine vorsorgliche Behandlung von kardio-vaskulären Erkrankungen bei Männern eignet. Seit dieser Zeit gilt »Östrogen« als eine Kontraindikation für kardio-vaskuläre Erkrankungen.

Ich möchte an dieser Stelle nur noch einmal erwähnen, dass Östrogen der Oberbegriff für die drei Hormone Östron (E1), Östradiol (E2) und Östriol (E3) ist. Das Östradiol ist das Hormon mit dem stärksten Wirkprofil dieser drei Untergruppen. Das »E« in den Abkürzungen ist von der englischen Bezeichnung »Estrogen« abgeleitet.

Aufgrund dieser fehlgeschlagenen Studie wurde ich in einem Schreiben der Deutschen Gesellschaft für Endokrinologie in den 1990er Jahren aufgefordert, meine Methode für Männer öffentlich zu widerrufen, was ich bis zum heutigen Tag aus Ihnen sicher verständlichen Gründen selbstverständlich nicht getan habe. Man hatte sich seitens der Gesellschaft nicht die Mühe gemacht zu erkennen, dass ich nicht das besagte Hormonplagiat, sondern das originale Östradiol verwendet hatte. Erwartete man denn wirklich von mir, dass ich die Evolution infrage stelle?

Wie ist es möglich, dass unsere Wissenschaftler so falsche Rückschlüsse aus einer Studie ziehen, die schon vom Ansatz her zum Scheitern verurteilt war?

Das Dilemma ist, dass allgemein geglaubt wird, dass es sich bei den »Chemikalien mit hormoneller Wirkung« nicht um hormonelle Disruptoren handelt, sondern dass die Meinung sogar in der Fachwelt fest zementiert scheint, dass diese Synthetika »Östrogene« sind. Dieser Irrglaube hat sich weltweit, sowohl bei der Ärzteschaft als auch in Laienkreisen, verbreitet und gefestigt, sodass es die bioidentischen Hormone sehr schwer haben, sich überhaupt Gehör zu verschaffen.

Wer sich also nicht von diesen Fehlinformationen lösen kann, der sollte vielleicht auf die Lektüre dieses Kapitels verzichten, denn um meine Empfehlungen nachvollziehen zu können, müssen Sie sich kritisch gegenüber den unzähligen Studienaussagen verhalten können und den Mut haben, diese auch einmal auf ihren Wahrheitsgehalt zu hinterfragen.

Ich kann nun im Folgenden die wichtigsten kardiovaskulären Erkrankungen und die Bedeutung einer hormonellen Substitution pauschal abhandeln, denn bezeichnenderweise liegt all diesen durchaus lebensbedrohlichen Erkrankungen ursächlich an erster Stelle der im Alter zunehmende Hormonmangel zugrunde. Schauen wir uns daher jetzt an, welche Bedeutung den Hormonen Östradiol und Progesteron für die Intaktheit des Gefäßsystems zukommt:

Das für die Sicherstellung einer optimalen Sauerstoffversorgung wichtige Verhältnis von vasokonstriktorischen und vasodilatatorischen Einflüssen auf die Blutgefäße wird im Wesentlichen durch die Anwesenheit von Östradiol in der Blutbahn generiert. Diese Regulation erfolgt nicht über eine Steuerung durch Östrogenrezeptoren.

So wird die Synthese von Endothelin-1 durch den Einfluss von Östradiol gehemmt. Das ist insofern von großer Bedeutung, weil Endothelin, ein in der Gefäßwand gebildetes Polypeptid, eine starke vasokonstriktorische Wirkung auf die Gefäßmuskulatur ausübt. Wäre da kein Gegenspieler, dann würden sich alle wichtigen Blutgefäße schrittweise im Querschnitt verengen, was nicht nur eine schlechtere Blutversorgung des Gewebes und der Organe zur Folge hätte, sondern logischerweise auch zur Erhöhung des Blutdrucks führen muss. Uns wurde in den Vorlesungen an der Universität ein Anstieg des Blutdrucks im Alter in gewissen Grenzen noch als physiologisch gelehrt. Damals galt die Faustformel: 100 + Alter in Jahren ...

Damit »durfte« damals ein 70-Jähriger also einen systolischen Blutdruck von 170 mm Quecksilber haben.

Der Körper versucht bei einer Volumenverengung seiner Gefäße, durch Erhöhung der Herzleistung einen höheren Druck in der arteriellen Blutbahn aufzubauen, um noch genügend sauerstoffreiches Blut in der Strombahn zur Verfügung stellen zu können. Eine Erhöhung des Blutdrucks ist also eine zunächst durchaus sinnvolle Gegenmaßnahme des Körpers, um die Auswirkungen einer Einengung der Strombahn zu kompensieren, führt aber in der Endphase zu einer starken Überlastung des Herzmuskels.

In der Jugend garantiert bei beiden Geschlechtern ein physiologischer Östradiolspiegel im Blut ein ausgewogenes Verhältnis von Vasokonstriktion (Verengung) und Vasodilatation (Erweiterung). Letztere wird durch die Anwesenheit von Östradiol gesteuert.

Ein zunehmender Östradiolmangel im Verlauf des Alterungsprozesses vermindert damit automatisch die Weitstellung der Gefäße für eine optimale Durchblutung. Da Östradiol außerdem die Aggregation der Thrombozyten hemmt, steigt mit zunehmendem Östradiolmangel im Alter auch die Tendenz zu Thrombozytenaggregationen, den gefürchteten Gefäßverschlüssen durch Thrombosen, Infarkten oder Embolien an.

Hierin erkennen wir die Vorbedingungen, aus denen sich dann langsam arteriosklerotische Plaques in den großen Arterien entwickeln und sich die Tendenz zu Thrombozytenaggregationen verstärkt, was einen *Herzinfarkt*, eine *Lungenembolie* oder einen *Schlaganfall* nach sich zieht. Diese drei oft akut und wie aus dem »Nichts« auftretenden lebensbedrohlichen Erkrankungen findet man typischerweise gehäuft im zunehmenden Alter, während diese Leiden unter normalen Bedingungen in der Jugend mit den optimalen Hormonspiegeln unbekannt sind.

Wenn man dann statt Östradiol ein falsches Molekül (oder sogar Stutenurin), das leider ebenso »Östrogen« genannt wird, aber genau die gegenteilige Wirkung wie das Original hat, durch die Arterien und Venen strömen lässt, sollte man sich nicht wundern , wenn diese drei Erkrankungen häufig auftreten. Wen wundert es, dass Thrombosen, Embolien und Infarkte zu den geradezu typischen Nebenwirkungen einer solchen unlogischen Behandlung werden.

Und so wird in der modernen Medizin eine Behandlung mit Östrogen bei kardio-vaskulären Risiken als Kontraindikation angesehen, wie ich Ihnen bereits oben dargestellt habe. Wenn aber mit dieser Warnung *nur* (!) die synthetischen Industriezubereitungen, beziehungsweise die chemisch veränderten Hormone oder Stutenurin gemeint sind, ist eine solche Warnung absolut berechtigt!

Aber nur dann!

Das bedeutet leider auch, dass alle »vorsorglich« durchgeführten Maßnahmen der »Schulmedizin« zur Verhinderung einer hämodynamischen Störung mitunter genau das Gegenteil bewirken, als was man den Patienten verspricht. Denn bevor man einen umfangreichen »Cocktail« an Chemikalien in die Blutbahn bringt, sollte doch in erster Hinsicht versucht werden, die Ursache dieser Erkrankungen, nämlich den Hormonmangel, zu behandeln, statt sich rein auf die Symptomatologie zu konzentrieren.

Dann benötigt eine rechtzeitig mit bioidentischem Östradiol substituierte Patientin oder ein Patient keinen »Cocktail« an Medikamenten mehr, sondern es genügt einzig und allein die Einnahme einer einzigen, individuell dosierten Hormonkapsel (zum Beispiel Rimkus® Kapsel) morgens und abends, um eine wirkungsvolle Senkung dieses Krankheitsrisikos zu bewirken – aber natürlich nur bei einer korrekt durchgeführten Substitution mit bioidentischem Östradiol und Progesteron.

Immer wieder bekomme ich per Email Berichte von gut eingestellten Anwendern meiner Methode, in denen diese mir schreiben, welches Erstaunen sie bei ihrem Hausarzt oder Internisten ausgelöst haben, wenn sie im Rahmen einer Vorsorgeuntersuchung nach ihren Medikamenten gegen Hochdruck, Arteriosklerose oder Fettstoffwechselstörungen befragt werden, die üblicherweise in großer Zahl den älteren Menschen verordnet werden. Wenn diese Patienten dann im Alter von 70 Jahren und darüber angeben konnten, nur morgens und abends ihre Hormonkapsel ohne jedwede andere Medikation einzunehmen, kann man dieses Erstaunen der Ärzte sicher gut verstehen. Kein Wunder, dass mit diesen erlebten Erfolgen zunehmend auch aufgeschlossene Ärztinnen und Ärzte aus diesen Fachgebieten sich für eine Ausbildung im Umgang mit bioidentischen Hormonen interessieren.

Östradiol hat noch weitere bedeutungsvolle Wirkungen auf die Hämodynamik der Blutgefäße. So gehört der Neurotransmitter Acetylcholin (ACH) normalerweise zu den Vasodilatatoren. Bei einem Östradiolmangel sinkt die Menge des produzierten ACH. Die hemmenden Einflüsse auf eine Vasokonstriktion vermindern sich, so dass ein Übergewicht der ungebremsten Endothelinproduktion eine Vasokonstriktion weiter verstärkt.

Da Acetylcholin neben der elektrischen Reizleitung den Herzschlag steuert, kommt es im Alter unter einem Östradiolmangel indirekt zu Störungen der Herzfrequenz.

Ein weiterer wichtiger Faktor, der die Durchblutung im Körper garantiert, ist das Molekül NO, das Stickstoffmonoxid. Dieses ist bei geregelter und durch Östrogen gesteuerter Produktion nicht nur ein wichtiger Radikalenfänger in der Blutbahn, sondern trägt auch dazu bei, dass eine Gefäßverengung verhindert wird. NO erweitert die Blutgefäße.

Nicht zuletzt verhindert Östradiol, wie ich schon schilderte, die sogenannte Thrombozytenaggregation, das Zusammenballen und Verklumpen der Thrombozyten, und beugt in idealer Weise einer Thrombose beziehungsweise einer Embolie im Gefäßnetz vor. Damit wird Östradiol zum idealen *Schutz* vor einem Herzinfarkt, einer Lungenembolie oder einem Schlaganfall!

Zur gefäßerweiternden Wirksamkeit von Östradiol im strömenden Blut gab es schon im Juli 1998 ein sehr aufschlussreiches Experiment an der Universität in Frankfurt. Man zerteilte eine Arterie in kleine Ringe und hängte einen solchen Ring in eine Messapperatur mit Nährlösung. Gab man der Lösung nun Östradiol zu, entspannte sich deutlich messbar die Arterie, das Lumen wurde weiter und damit der Durchfluss von Blut in der Arterie deutlich verbessert.

Das waren schon damals sehr wichtige Untersuchungen, die parallel zu meiner Erstbeschreibung einer Wirkung von Östradiol beim Mann gemacht wurden. So wurde schon frühzeitig der in unserer Praxis beobachtete Bonus dieser Substitution experimentell untermauert.

Die positiven Ergebnisse dieses Experimentes veranlassten die Wissenschaftler zu der Vorhersage, dass wohl zukünftig in der Ambulanz einer kardialen Notaufnahmestation bei den heftigen Schmerzen einer Angina pectoris oder eines Herzinfarktes als Erstmaßnahme eine intravenöse Injektion von Östradiol erfolgen wird, um den Krampfzustand der Gefäße augenblicklich zu beenden.

Leider hat sich diese Prognose von 1998 nicht erfüllt und eine Östrogengabe gilt auch heute noch als eine strenge Kontraindikation bei kardio-vaskulären Beschwerden.

Prof. A. Zeiher sah eine Erklärung in dem Phänomen, dass sich im Herzkatheterlabor der Universität Frankfurt

Männer viel früher zur Abklärung von Herzbeschwerden vorstellten als Frauen. Während Männer bereits im Alter von Ende 30 bis Anfang 40 dort vorstellig wurden, kamen Frauen erst mit Eintritt der Menopause mit ihren Herzbeschwerden zu einer Kontrolle. Offenbar haben Frauen ein den Männern gegenüber etwas verlängertes Zeitfenster, weil sie durch das noch im Körper vorhandene Östrogen offenbar geschützt sind. Zwischen dem 55. und 60. Lebensjahr ist dieser Bonus aufgebraucht und es konnte in der Häufigkeit von Herzerkrankungen dann keinen Unterschied mehr zwischen den Geschlechtern festgestellt werden.

Somit haben wir für die gefäßerweiternde Wirksamkeit von Östradiol wichtige Ansatzpunkte herausgearbeitet:

Es sorgt über die Hemmung von Endothelin für eine optimale Weitstellung der Gefäße, es regt die Bildung von Stickstoffmonoxid (NO) an, welches zur Entspannung der Gefäßmuskulatur führt. Es verhindert eine Aggregation der Blutplättchen, was einen sicheren Schutz vor einer Verstopfung der Blutbahn (Embolien, Infarkte) darstellt. Es fördert die Bildung von Acetylcholin, welches bei Anwesenheit von Östradiol ein Gegenspieler einer Gefäßverendung ist und stabilisierend auf die Herzfrequenz wirkt.

Welche Rolle spielt in diesem Zusammenhang das Progesteron, das in diesem Kapitel etwas ins Hintertreffen geraten ist?

In der Tat liegt die Betonung beim Zusammenspiel von verengenden und erweiternden Mechanismen auf dem Östradiol, wie ich es habe aufzeigen können. Wenn ich aber wenigstens zwei wichtige Eigenschaften von Progesteron hervorheben darf, so ist es einmal die Stimulation des Erhalts und einer Neubildung des kollagenen Bindegewebes, welches für die Elastizität der Gefäße von großer Bedeutung ist und sich positiv auf den diastolischen Blutdruck auswirkt. Es regelt die Ankurbelung der Fettverbrennung, also die positive Wirkung auf den Fettstoffwechsel, die dann mit dazu beiträgt, arteriosklerotische Plaques in den Arterien zu verhindern.

Die Erfahrung lehrt uns, dass es kaum Frauen oder Männer gibt, die »nur« mit der Monosymptomatik »Herz-Kreislaufprobleme« in einer Praxis vorstellig werden. Diese Problematik ist fest an den Beginn der Wechseljahre beider Geschlechter gekoppelt, so dass immer nach weiteren Symptomen der Wechseljahre geforscht werden sollte, wenn man den Betroffenen wirklich helfen möchte.

Eine Problematik wie eine Angina pectoris steht niemals als alleinige Diagnose im Raum, sondern zeigt den unerbittlichen Beginn des physiologischen hormonellen Niedergangs der körpereigenen Hormonproduktion an.

Dennoch ist die Angina pectoris mit ihren plötzlich auftretenden krampfartigen Herzbeschwerden eines der ersten Warnsymptome des Körpers, dass der Zenit der Jugend überschritten wurde, frei nach dem Spruch »Von der Wiege bis zur Bahre sind es 50 Jahre; dann beginnt der Tod...« (Hermann Hesse).

Bei den oft mit Todesangst verbundenen Beschwerden handelt es sich vorwiegend noch »nur« um einen vorübergehenden Krampf der Herz-Kranz-Gefäße, die eine kurzzeitige Durchblutungsstörung des Herzmuskels nach sich ziehen. Im Elektrokardiogramm findet der Arzt selten massive Zeichen einer Herzmuskelschädigung, weil diese Symptomatik anfangs eben nur vorübergehend auftritt; sie klopft quasi an ...

Aber gerade diese typische Situation, dass im EKG so gut wie keine pathologischen Befunde erkennbar sind, stempeln einen betroffenen Mann oder auch eine Frau als

Psychopathen ab, als seien diese gravierenden Schmerzen nichts weiter als Einbildung oder Zeichen einer momentanen Überlastung. Dabei hat hier eine Zufuhr von bioidentischem Östradiol nahezu einen Sekundeneffekt, um diese Symptomatologie zu beherrschen. Dieses Phänomen haben meine Frau und ich in unserer Männersprechstunde immer wieder sehr beeindruckend erleben können.

In diesen Kreis gehören neben Östradiol auch die Hormone Progesteron und Vitamin D, das »Sonnenhormon« (J. Spitz).

Es wäre also sehr wünschenswert, wenn in einer kardiologischen Praxis, aber auch beim Hausarzt oder beim Internisten, bei Frauen oder Männern, die über kardiovaskuläre Probleme klagen, nicht sofort an den Einsatz von ASS, Statinen oder Blutdrucksenkern gedacht wird, sondern dass man sich unbedingt als Arzt klar machen sollte, dass hinter diesen Symptomen immer ein mehr oder weniger ausgeprägter Hormonmangel steckt, der weit eleganter und auch weit effektiver mit dem Auffüllen der hormonellen Defizite durch bioidentische Hormone behandelt werden kann.

Jedes Auslassen oder Übersehen eines solchen Hormondefizits bedeutet für die Betroffenen unausweichlich, dass wichtige Ursache für weiter auftretende Alterskrankheiten damit nicht aus der Welt sind.

Leider fehlt es immer noch an einem Grundwissen über die pathophysiologischen Zusammenhänge im Alterungsprozess, weil bei den von den Ärztekammern organisierten und von der Pharmaindustrie gesponserten Fortbildungsveranstaltungen das Thema »bioidentische Hormone« leider keinerlei Erwähnung findet.

Aber das muss ja nicht so bleiben.

Ich bin mir sicher, dass dieses Buch dazu beitragen wird, das Verständnis für die richtigen Hormone mit ihrer enormen therapeutischen Potenz zu schärfen und dass ich Ihnen auch Klarheit über die gravierenden Unterschiede verschaffen konnte, die in der Verordnung von Synthetika stecken.

Sie werden nun an dieser Stelle sicher den gewohnten Therapieplan für Frauen und Männer vermissen. Wie ich schon betonte, sind die kardio-vaskulären Krankheiten immer mit dem Beginn der Wechseljahre beider Geschlechter verbunden, so dass ich für die Therapie dieser Hormonmangelzustände auf meine beiden Leitfäden Die *Rimkus® Methode für die Frau* und *Die Rimkus® Methode für den Mann,* sowie auf das Buch von meinem Kollegen Dr. Dr. Thomas Beck *Natürliche Hormone - Mehr Gesundheit und Lebensfreude durch einen ausgeglichenen Hormonhaushalt* verweise.

Das Hormon-Netzwerk unter der Führung von Thomas Beck und mir bietet interessierten Kolleginnen und Kollegen eine Ausbildung für den korrekten Umgang mit bioidentischen Hormonen an. Ich sehe bei den Teilnehmern eine sehr befriedigende Entwicklung in der Tatsache, dass sich der Kreis der Interessierten immer weiter auf die Fachgebiete auffächert. Neuerdings sind sogar viele Kardiologen und Psychiater und sogar einige Kinderärzte, Zahnärzte und Augenärzte mit dabei, wobei aber Gynäkologen leider immer noch das absolute Schlusslicht bilden.

Schlussbemerkung

Ich habe Ihnen in diesem Buch viele Möglichkeiten aufgezeigt, wie man alternativ zur »Schulmedizin« bei vielen Erkrankungen einen ganz anderen – aber sehr erfolgreichen – Weg bei der Behandlung gängiger Krankheitsbilder gehen kann.

Hier handelt es sich um einen Weg, den Sie auch heute noch in keinem der offiziellen Lehrbücher wiederfinden können, der aber bereits von sehr vielen und sehr positiven Erfahrungen untermauert wird! Erfahrungen wohlgemerkt!

Viele der vorgestellten Konzepte sind absolut konträr zu den Ansichten der »Schulmedizin«, die bislang leider noch nicht erkannt hat, dass nur die körpereigenen, also die bioidentischen Hormone, *die* Wirksamkeiten zeigen, wie sie von den Physiologen erforscht wurden. Von den modifizierten und veränderten Hormonen, die den Namen der Originale nicht tragen dürften, geht fast immer genau die gegenteilige Wirkung aus, als wir diese für die Originale in physiologischen Lehrbüchern beschrieben finden.

Ich erinnere hier noch einmal an die ganz andere hormonelle Wirksamkeit einer hormonellen Kontrazeption, wo die Zufuhr synthetischer Hormone die körpereigenen Spiegel nicht etwa substituiert, sondern das körpereigene endokrine System lahm legt. Ich erinnere daran, dass synthetisches Progesteron den Mann unfruchtbar macht (die »Pille« für den Mann!), wohingegen das Original für ihn, neben Testosteron, eines seiner wichtigsten Hormone – auch für seine Fortpflanzung – darstellt. Oder ich erinnere an das natürliche GnRH, welches als hypothalamisches Steuerhormon die Östrogenproduktion und somit auch die Ovulation im Ovar stimuliert, wohingegen das synthetische GnRH zur Dämpfung des Geschlechtstriebes bei Triebtätern verwendet wird und einer chemischen Kastration gleich kommt.

Bedenken Sie bitte, dass ich im vorliegenden Buch nicht alle möglichen Indikationserweiterungen der Methode Rimkus® benennen konnte. Es handelt sich hier ja um einen dynamischen Prozess und ich bin mir sicher, dass der Katalog der Indikationen in Zukunft erweitert werden kann, wenn sich die Methode Rimkus® noch weiter über unser Land und darüber hinaus verbreiten wird.

Dieses Wissen wird dann von denjenigen erbracht werden, die aktiv in ihren Praxen immer neue Erfahrungen sammeln können. Ich freue mich schon darauf, einstmals diese Entwicklung als jetzt 80-Jähriger »aus der Ferne« verfolgen zu dürfen!

Es wird sicher so sein, dass die eine oder andere Kollegin oder ein Kollege aus unserem Netzwerk aufgrund eigener Erfahrungen im Umgang mit bioidentischen Hormonen neue und interessante Therapiekonzepte entwickelt, wo dann verständlicherweise bei mir keine eigenen Erfahrungen mehr vorliegen können. Ich sehe im großen Kreis der im Netzwerk erfassten Ärztinnen und Ärzte eine große Potenz dafür, dass meine Methode immer weiter durch neue Erfahrungen und Kenntnisse voranschreiten wird. Das Netzwerk bietet die ideale Plattform, auf der solche Erkenntnisse und Erfahrungen vorgestellt werden können.

Eine Indikationserweiterung möchte ich aber hier noch anfügen. Sie kommt aus dem Fachgebiet der Kinderheilkunde, ist aber nicht auf dem Boden meiner eigenen Überlegungen und Erfahrungen entstanden. Es war die Schweizer Gynäkologin, Dr. Christa Nadjafi-Triebsch, die diese Erweiterung in das Fach Kinderheilkunde erarbeitet und publiziert hat. Es handelt sich um die höchst erfolgreiche Behandlung des ADHS-Syndroms (Aufmerksamkeitsdefizit-Hyperaktivitätsstörung) mit relativ hohen Dosen von Progesteron bei Kindern. Ihre erlebten und publizierten Erfolge überstiegen die Wirkung einer üblichen Behandlung mit Methylphenidat (Handelsname: Ritalin®), ohne die gefürchteten Nebenwirkungen dieser heutzutage allgemein gebräuchlichen Behandlung zu haben.

Da für ein solches Konzept bei mir jedoch keinerlei klinische Erfahrungen vorliegen, habe ich diese Behandlung auch nicht in den Katalog meines Buches aufgenommen. Ich wollte dieses sehr interessante Konzept aber dennoch nicht unerwähnt lassen. Ich verweise in diesem Zusammenhang auf den folgenden LINK: *Ch. Nadjafi -Triebsch: Progesterone in ADD, ADHD and Asperger Syndrome.* (https://doctorlib.info/gynecology/progestogens-obstetrics-gynecology/14.html) Dort erfahren Sie mehr über das therapeutische Vorgehen dieser Kollegin.

Wer sich einmal die völlig gegensätzlichen Wirkungen der körpereigenen – und somit auch der bio- oder humanidentischen Hormone gegenüber den Synthetika verinnerlicht hat, wird sicher kaum noch eine Indikation für diese »Hormone« finden, die uns Menschen von der Evolution nicht zugedacht worden sind, und die daher keine Anwendung beim Menschen rechtfertigen können.

Vielleicht wird auch endlich einmal die Zahl der Gynäkologinnen und Gynäkologen deutlich geringer, die ihre Patientinnen mit Unwissen über den wahren Wert der bioidentischen Hormone unnötig verunsichern, demotivieren und falsch beraten. Vielleicht sollten sich Angehörige dieses Fachgebietes ihrer Verantwortung für Frauen bewusst werden, die in den Praxen um Hilfe bitten, auch, um ihrem Ruf als »Hormonspezialisten der Frauen« gerecht zu werden.

Und bitte bedenken Sie, das Sie im vorliegenden Buch nicht Theorien zu den einzelnen Kapiteln aufgezeigt finden, sondern dass sich die beschriebenen Behandlungsstrategien in den letzten dreißig Jahren bereits bestens bewährt haben und jeder neu hinzukommende Anwender meiner Methode nicht etwa Neuland betritt, sondern auf eine Basis von Erfahrungen bei inzwischen schon sicher mehr als 100.000 erfolgreich behandelten Frauen und Männer trifft.

Danksagung

Ich bedanke mich bei meiner Frau Barbara für ihr engagiertes Mitwirken bei der Textgestaltung und ihr gründliches erstes Lektorat.

Ich bedanke mich bei meinem Freund und Mitstreiter Thomas Beck für sein wunderbares Geleit zu diesem Buch.

Ich bedanke mich bei meiner Tochter Juliane und meinem Schwiegersohn Enno für ihre wichtige Hilfe bei der Formatierung des Textes.

Ich bedanke mich bei meinen Patientinnen und Patienten, die schon von Anbeginn meiner Forschungen ein großes Vertrauen in meine Behandlungskonzepte zeigten.

Ich bedanke mich bei meiner Kollegenschaft für ihr lebhaftes Interesse an der Methode Rimkus® und ihrer Bereitschaft, das Therapieverfahren hinaus in die Welt zu tragen.

Ich bedanke mich auch für die Unterstützung der öffentlichen Medien, die von Anfang an stets positiv über mein Lebenswerk berichtet haben.

Und ich bedanke mich bei meinem Verlag, der mich motiviert hat, dieses Buch zu schreiben und der mich mit seinem professionellen Lektorat sehr unterstützt hat.

Literaturempfehlungen

Beck, Thomas: Bio-identische Hormone: Besser leben mit der Rimkus®-Methode. Mit einem Vorwort von Dr. Volker Rimkus. Scorpio Verlag, München 2019.

Beck, Thomas: Natürliche Hormone – Mehr Gesundheit und Lebensfreude durch einen ausgeglichenen Hormonhaushalt – Die Rimkus®-Methode. Südwest Verlag, München 2016.

Käser, Otto (et al.): Gynäkologie und Geburtshilfe. Georg Thieme Verlag, Stuttgart 1981.

Leidenberger, Freimut; Strowitzki, Thomas; Olaf Ortmann: Klinische Endokrinologie für Frauenärzte. Springer Verlag, Heidelberg 2014.

Rimkus, Volker: Wechseljahre – Ein behandelbares Schicksal. Die »Methode Rimkus«, eine natürliche Behandlung mit bioidentischen Hormonen. 3., überarbeitete Auflage, Verlag Mainz, Aachen 2019.

Rimkus, Volker: Die RIMKUS®-Methode – Eine natürliche Hormonersatztherapie für Frauen. 3., überarbeitete Auflage, Verlag Mainz, Aachen 2014.

Rimkus, Volker: Die RIMKUS®-Methode – Eine natürliche Hormonersatztherapie für Männer. 3., überarbeitete Auflage, Verlag Mainz, Aachen 2014.

Rimkus, Volker: Gegen den Strom, aber immer bergauf! Autobiographie mit der Geschichte einer wunderbaren Behandlung. Verlag Mainz, Aachen 2012.

Rimkus, Volker: Der Mann im Wechsel seiner Jahre – Lebenslust statt Lebensfrust im Alter. Verlag Arche Noah, Schiltern 2006.

Schwabe, Ulrich (et al.): Arzneiverordnungs-Report 2017. Springer Verlag, Heidelberg 2017.

Selz, Ulrich: Migräne ade! – Das neue Migräneverständnis nach Dr. Selz. Caralin Verlag, Berg 2015.

Spitz, Jörg: Vitamin-D-Mangel – Die unterschätzte Gefahr. Verlagshaus der Ärzte, Wien 2018.

Spitz, Jörg: Vitamin D – Das Sonnenhormon für unsere Gesundheit und der Schlüssel zur Prävention. Spitz GbR, Schlangenbad 2009.

Spitz, Jörg; Reichrath, Jörg; Lehmann, Bodo: Vitamin D – Update 2012 – Von der Rachitisprophylaxe zur allgemeinen Gesundheitsvorsorge. Dustri-Verlag 2012.

Von Volker Rimkus ist im
VERLAG MAINZ *außerdem erschienen:*

Gegen den Strom, aber immer bergauf!

Autobiographie mit der Geschichte einer wunderbaren Behandlung

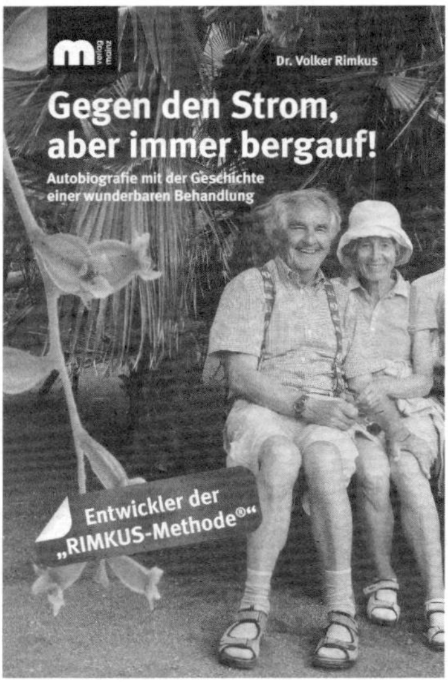

Seit den frühen 1990er Jahren ist die *Rimkus®-Methode* vielen Menschen ein Begriff, erregte diese innovative Therapieform gegen Wechseljahresbeschwerden doch insbesondere bei den betroffenen Frauen, aber auch bei Wissenschaftlern und Ärzten große Aufmerksamkeit. Entwickelt wurde sie vom renommierten Gynäkologen *Dr. Volker Rimkus,* der seine alternative Behandlungsmethode gegen Beschwerden während der Wechseljahre nicht nur für Frauen, sondern auch für Männer ausarbeitete.

Da die Wechseljahre bei Männern bis dahin ein eher ignoriertes und wenig beachtetes Thema gewesen waren, »kürte« die deutsche Presse Dr. Rimkus gar zum »1. Männerarzt Deutschlands«. Doch wer ist der Mann hinter der Rimkus®-Methode wirklich? Von den konservativen Kreisen der Medizin heftig kritisiert wurde er selbst zur kleinen Berühmtheit, obwohl er doch eigentlich immer nur das tun wollte, was Ärzte nun mal tun – Den Menschen helfen und ihnen in schwierigen Lebenssituationen Linderung verschaffen.

128 Seiten, Paperback, ISBN: 978-3-8107-0134-3, 14,80 EUR

Bestellen Sie im Internet, im Buchhandel oder direkt beim Verlag unter info@verlag-mainz.de.